Wolfgang Wirth

Mit Aloe heilen

Gewebe-Therapie – Aloe-Therapie – Agaven-Heilsystem
Die Wende für viele Leiden

An dieser Stelle danke ich besonders Herrn MICHAEL GARTZ für beratende Mitarbeit *(Wolfgang Wirth)*.

9. Auflage 1994

ISBN 3 85068 199 8

Satz, Druck und Verlag: Wilhelm Ennsthaler, A-4402 Steyr

WILHELM ENNSTHALER VERLAG, STEYR

VORWORT ZUR ERWEITERTEN AUFLAGE

Mehr als acht Jahre sind vergangen, seit diese Schrift zum ersten Mal erschien. Aus den Kreisen der Leser ist so etwas entstanden, wie eine Erkenntnisgemeinschaft der Suchenden, der Lehrenden und Lernenden im Sinne Alexander von Humboldts: Ärzte, Biologen, Heilpraktiker, Biochemiker, Kliniker, Forscher haben ihre Erfahrungen aus den Basiskonzepten der Aloe-Therapie ausgetauscht, wissenschaftliche Denkanstöße weitergegeben. Und die Mittler waren und sind diejenigen, denen die Forschung gewidmet ist: die Patienten.

Es ist wahrhaft faszinierend, wie das wachsende Wachbewußtsein der Patienten und ihre oft leidvollen Erfahrungen mit erfolglosen Praktiken Heilberufe und Forscher in kürzester Zeit zusammengeführt haben, um die Ansätze der neuen Therapie zu vervollkommnen, fortzuentwickeln, mit anderen Behandlungskonzeptionen zu kombinieren und ihr einen Platz in der wissenschaftlichen Medizin zu erobern. Selten zuvor ist in so kurzer Zeit soviel Bewegung in der Naturmedizin erreicht worden, wie durch diese neue Therapie mit biogenen Stimulatoren. Wie stets hat die Erfahrungsmedizin auch im Aloe-Praxis-Einsatz sehr verschiedenartige Resultate erbracht: Heilerfolge, die, wo dauerhaft und wissenschaftlich nachvollziehbar, in einem gesonderten Teil dieser Schrift berichtet werden und andererseits auch Mißerfolge. Beide Ergebnisse sind wichtig. Die Heilungen zeigen den richtigen Weg, den Wirkungsmechanismus zu steuern und das Wirkprinzip, die Pharmakodynamik wissenschaftlich nachzuvollziehen.

Die ausgebliebenen Heilungen setzen der Forschung neue Ziele. Hier muß nach dem „Warum nicht" gefragt werden. Die Wissenschaft muß weiter forschen, neue Wege suchen, Fall- und Feldstudien mit neuen Patientengruppen durchführen, Kombinationen mit anderen Therapien versuchen.

Inzwischen sind neue Anfänge gesetzt. Die Anti-Viral-Kompetenz der Aloe-Urtinktur ist 1990 erstmals wissenschaftlich nachgewiesen worden. Das kann bahnbrechend sein, und zwar bei allen Viruserkrankungen, wenn wir die Frage der Toxizität lösen. Wir kommen schrittweise voran.

Noch ein Wort zum Arzneimittelprofil unseres ALOGEN: Die biogenen Stimulatoren wirken auf physikalischem Wege wie die gesamte Homöopathie. Die übrigen wichtigen Wirk- und Heilstoffe der Aloe capensis wirken chemisch, also biochemisch. Beide Wirkprinzipien sind im Mechanismus der wässrigen Injektionslösungen aus biostimulierter Aloe vereint. Daher das breite Wirkungsspektrum!

Die Aloe-Therapie hat in ihrer Konsequenz eine Doppelfunktion: sie ist immunkompetent und stärkt Antriebs- wie Abwehrkräfte (unspezifisch); aber sie ist auch gleichzeitig eine Ordnungstherapie des Immunapparates. Das heißt, dort, wo die Sensoren im Zentralnervensystem die aus den biogenen Stimulatoren „gesendeten" Informationen aufnehmen, werden Fehlprogrammierungen des Organismus „richtiggestellt" und Defizite ausgeglichen (spezifisch). Warum nun tritt nicht überall eine Heilung ein? Widerstände gibt es in solchen Organismen, die durch einen sogenannten Auto-Immunprozeß gestört sind. Im Auto-Immunprozeß richtet sich, häufig durch eine Infektion, oft durch eine Psychose ausgelöst, das Immunsystem gegen den eigenen Organismus, wie z.B. bei Multipler Sklerose. Hier müssen die Widerstände im Zentralnervensystem gegen die Arzneimittlerreize, gegen die Signale, die Informationen aus den biogenen Stimulatoren gebrochen werden. Wir gehen gegenwärtig davon aus, daß die „Fehlprogrammierung" im ZNS aufgehoben werden kann, wenn mit einer noch sensitiveren Qualität der Informationszuführung aus den biogenen Stimulatoren, schon durch Hochpotenzen, die Impulsüberleitung versucht wird, bis das ZNS im Wege der Umstimmung die Arzneiinformation „annimmt".

Die Aloe-Therapie hat in der Praxis viel bewegt, sie ist wissenschaftlich selbst in Bewegung, dank der schöpferischen Gemeinschaft von Patienten, Heilberufen und Wissenschaftlern. So soll es auch in Zukunft sein.

WOLFGANG WIRTH

INHALTSVERZEICHNIS

ZUM GELEIT

Aus dem Hohelied Salomos:

»Dein Schoß ist ein Park von Granatbäumen,
mit allerlei köstlichen Früchten, Cypertrauben,
Safran, Gewürzrohr und Zimt, samt allen
Weihrauchhölzern, Myrrhen und A l o e«

Mit der vorliegenden Schrift werden drei neue Heilsysteme bzw. Therapieverfahren vorgestellt, die in den westlichen Industriestaaten unbekannt sind, aber sich in anderen Ländern bereits bewährt haben und dort auch in die Hochschulmedizin integriert wurden. Vielleicht mutet es merkwürdig an, daß derartige Therapien bisher nicht auch bei uns den Patienten zur Verfügung gestellt worden sind und ihre Anwendung von der Schulmedizin nicht gelehrt wird. Der Grund ist der, daß die Therapieerfolge »nur« erfahrungsmedizinisch bekannt sind, aber der wissenschaftliche Nachweis der entsprechenden Wirkungsmechanismen nach den hierzulande geltenden Kriterien fehlte. Dieser Nachweis ist nunmehr durch die Aufspürung des »Depots« der biogenen Stimulatoren gelungen. Damit können die drei neuen Therapiesysteme, die der Zellstoffumwandlung dienen und ein breites Spektrum biologischer Heilwirkungen enthalten, endlich auch allgemein eingeführt werden.

Es handelt sich um die Gewebetherapie, das Aloe-Heilsystem sowie den Agaven-Heilmittel-Komplex. Viele Patienten, denen Hilfe versagt bleiben mußte, können von neuem hoffen und zwar berechtigt!

Wenn man bedenkt, daß zum Beispiel die Aloe-Therapie die Sehfähigkeit erhöht und auch stabil erhält, viele Augenkrankheiten heilt, daß den an Bronchialasthma Erkrankten ihr quälendes Leiden genommen oder erheblich gelindert werden kann, daß alle Krankheiten, die mit Defekten des Immunsystems zusammenhängen wie Krebs, Multiple Sklerose oder die neue Seuche AIDS günstig beeinflußt werden können, wenn die neue Therapie zur Anwendung kommt oder daß die Lebensqualität alternder Menschen, ihre Arbeitsfähigkeit erhalten und erhöht werden kann, so ist es nicht vermessen, von einer Wende in der biologischen Medizin zu sprechen.

Es erscheint nicht von ungefähr, daß gerade in unserem Zeitalter der Strahlenschäden der Wirkstoff aus Aloe entdeckt werden konnte, der erstmals gegen diese Schäden vollen Schutz bietet und dort Heilung erreicht wird, wo bereits Verbrennungen oder bösartige Abzesse durch Strahlenbehandlung aufgetreten sind.

Dem gesamten Röntgensystem ist damit ein Schutz- und Prophylaxemittel allererersten Ranges in die Hand gegeben.

So gehört diese Schrift nicht nur in die Hände von Millionen Betroffener, sondern auch in die der Ärzte und Heilpraktiker, der Wissenschaftler, der Apotheker, der Krankenkassen, der Kliniken, Krankenhäuser und Kuranstalten, der Mitarbeiter der Weltgesundheitsorganisation, der Missionsstationen und nicht zuletzt der Gesundheitspolitiker.

Daher ist neben der populären Darstellung der neuen Heilsysteme und ihrer bisherigen Erfolge auch eine wissenschaftliche Berichterstattung aufgenommen worden, um dem fachkundigen Leser ebenfalls die Möglichkeit zu geben, die Indikationsansprüche und den Wirkungsmechanismus der Therapien wissenschaftlich zu verfolgen. Die als Patienten Betroffenen selbst können unter den einzeln aufgeführten Krankheitsbildern nachlesen, welche Anwendungen für sie gelten.

Vor allem wird Skeptikern nachgewiesen, warum das Wirkungsspektrum dieser Heilverfahren so ungewöhnlich breit ist. Sie werden ersehen, daß die entdeckten Wirkstoffe in gewisser Weise feinstofflichen Substanzen des Organismus entsprechen: sie gleichen sein Defizit aus. Die Forschung ist damit an Lebensbausteine gekommen, die gewissermaßen einen Ersatzhaushalt des Organismus darstellen, der über die vorgestellten Therapien für jedermann abrufbar zur Verfügung steht. Der skeptische Arzt möge die Therapien, wie sie hier beschrieben werden, in den Prüfstand stellen. Er wird rasch überzeugt sein, daß ihm ein Mittel in die Hand gegeben wird, ohne Nebenwirkungen und ohne Gegenanzeigen schwere Krankheiten zu heilen; selbst bei Ausbleiben einer definitiven Heilung wird sich in jedem Fall das Allgemeinbefinden des Patienten verbessern.

Auf einen einzigen Risikofaktor sei hingewiesen: die Aloe-Injektionstherapie darf nicht bei Schwangerschaft verabfolgt werden, da Aloe in höheren Dosen eine Blutfülle im kleinen Becken erzeugt.

Viele der Anwendungen erfolgen durch Injektionen. Davor sollte der Patient keine Scheu haben. Die Injektionen werden nur unter die Haut der Oberschenkel appliziert, also weder intravenös noch intramuskulär und sind völlig harmlos. Die Spritzen sind seit dem Massengebrauch durch Diabetiker so verfeinert, daß eine Injektion mit den dafür vorgesehenen ganz dünnen Nadeln kaum spürbar wird. Der Autor dieser Schrift empfiehlt ausdrücklich, die für Diabetiker in den Apotheken erhältlichen Spritzen zu 0,5 bzw. 1 ml je nach Therapievorschrift zu verwenden.

WOLFGANG WIRTH

WICHTIGER HINWEIS!

Aloe ist in allen Darreichungsformen sowohl in der Bundesrepublik Deutschland als auch in der Schweiz rezeptfrei, in Österreich ist eine Darreichungsmenge bis zu 50 mg pro Dosis rezeptfrei, darüberhinaus rezeptpflichtig. Homöopathische Aloe-Potenzen sind in Österreich erst ab D 4 rezeptfrei. Emulsionen sind auch hier ohne Rezept erhältlich.

BESONDERE HINWEISE:

Kinder dürfen erst ab dem 5. Lebensjahr eine Behandlung mit Aloe-Extrakt-Injektionen erhalten. Die Behandlung führt der Arzt durch.
Wenn auch die Diagnose stets in die Hand des Arztes oder des Heilpraktikers gehört, wo dieser zur Behandlung berechtigt ist, kann der erwachsene Patient selbst ähnlich dem Verfahren des Diabetikers hinsichtlich der Insulinspritzen, die Injektionen – am besten nach Anleitung (Arzt, Heilpraktiker, medizinisch-technische Assistentin, Schwester) – genau nach den Empfehlungen dieser Schrift, oder wo sie der behandelnde Arzt bzw. Heilpraktiker abwandelt, nach dessen Weisung allein durchführen.
Bei einzelnen Krankheitsbildern findet der Leser eine Empfehlung vor, wann die Injektionen erfolgen sollen.
Wo dieser Hinweis fehlt, ist die Injektion in den Morgenstunden durchzuführen. Falls Patienten hierzu keine Möglichkeit haben, kommt auch jede andere Tageszeit in Betracht, wobei nach jeder Spritze eine Ruhe von ca. 15 Minuten eingehalten werden sollte. Da sich bei entsprechend disponierten Patienten eine leichte Blutdruckerhöhung ergeben kann, sollte bei diesem Personenkreis die Injektion nicht unmittelbar vor dem Einschlafen verabfolgt werden, es sei denn, daß bei der Schilderung der einzelnen Therapien eine gegenteilige Behandlung ausdrücklich angezeigt ist.
Die in der vorliegenden Schrift empfohlenen Aloe-Präparate müssen den Zusatz »biostimuliert« führen, da die Erzeugnisse, die diesen Zusatz nicht haben, als Abführmittel dienen.
Die Injektion hat die Bezeichnung ALOE D 2 · biostimuliert bzw. ALOGEN nach Wolfgang Wirth MDH.

Rückfragen jeder Art zum Inhalt sind nicht an den Verlag, sondern unter Beifügung eines vorfrankierten Rückantwortkuverts an nachstehende Anschrift zu richten:

Arbeitsgemeinschaft Grundlagenforschung für biologische Medizin
Postfach 61 0 220
D-10923 Berlin

Anfragen aus Österreich richten Sie an:

eso **terra**
STUDIO FÜR GANZHEITLICHE LEBENSFÜHRUNG – WERNER A. BAUER
A-1070 Wien, Lerchenfelder Straße 23/13 – Telefon 0222/93 41 70

EINE PFLANZE BIRGT EIN GEHEIMNIS

Aloe, die Zierpflanze mit dem melodischen Namen ist in der Pharmazie keine Unbekannte. Anwendungen aus Aloe sind in verschiedenen Zubereitungs- und Darreichungsformen als Laxans bekannt.

Ja, man kann sagen, es ist eines der erfolgreichsten Abführmittel. Dennoch birgt die Pflanze ein Geheimnis, das nunmehr zum Wohle der Gesundheit entschlüsselt worden ist.

Dabei kann es eigentlich gar nicht so sehr überraschen, daß Aloe mehr Heilstoffe bietet als die eines Laxans. Schon Generationen vor uns nannten Aloe, die man fast auf jedem Blumenbord vorfand, die »ERSTE-HILFE Pflanze«. Warum? Bei Schnittwunden wurde ein Aloeblatt aus dem unteren Teil der Pflanze gebrochen und der dickflüssige Saft auf die Wunde aufgetragen mit dem Ergebnis, daß sich die Wunde sofort schloß. Die blutstillende, adstringierende, also zusammenziehende Eigenschaft des Aloesaftes hätte der Forschung schon längst Veranlassung sein sollen, die in Aloe enthaltenen Wirkstoffe näher zu erkunden, um sie der Menschheit zur Verfügung zu stellen. Erst jetzt ist dies geschehen, nachdem Professor Wladimir Filatow*, ein berühmter russischer Augenarzt, einen wichtigen Ansatz für die Forschung geschaffen hat und die Heilstoffe dieser biblischen Pflanze erstmals erfahrungsmedizinisch mit nachhaltigem Erfolg anwendete. »Wirkstoffe unbekannter Natur« waren es für Prof. Filatow, die, aus Aloe gewonnen, überraschende Heilwirkungen erbrachten. Nunmehr konnte nach jahrelanger Forschung ein wesentlicher Beitrag zur Ergründung der unbekannten Wirkstoffe geleistet werden. Die Ergebnisse stehen den Patienten wie der Hochschulmedizin zur Verfügung. Damit ist der Ausgangspunkt geschaffen für eine günstige Beeinflussung des Krankheitsverlaufs selbst in Fällen, in denen es kaum Aussicht auf Heilung gab und die Schulmedizin keine geeigneten Konzepte vorlegen konnte.

Das Aloe-Heilsystem stellt beispielsweise so weitgehende Indikationsansprüche, daß es wichtig ist, den Heilungssuchenden mit der wissenschaftlichen Basis dieser Therapie vertraut zu machen.

Vor allem erscheint es auch als wichtig, den Weg aufzuzeigen, den Forschung und Praxis gingen, um die Erkenntnisse abzusichern. Der Erkenntnisweg ging zunächst über die Begründung der Gewebetherapie.

* Professor Wladimir Petrowitsch FILATOW
  28. 2. 1875 bis 30. 10. 1956 – russischer Augenarzt und Begründer der Gewebetherapie

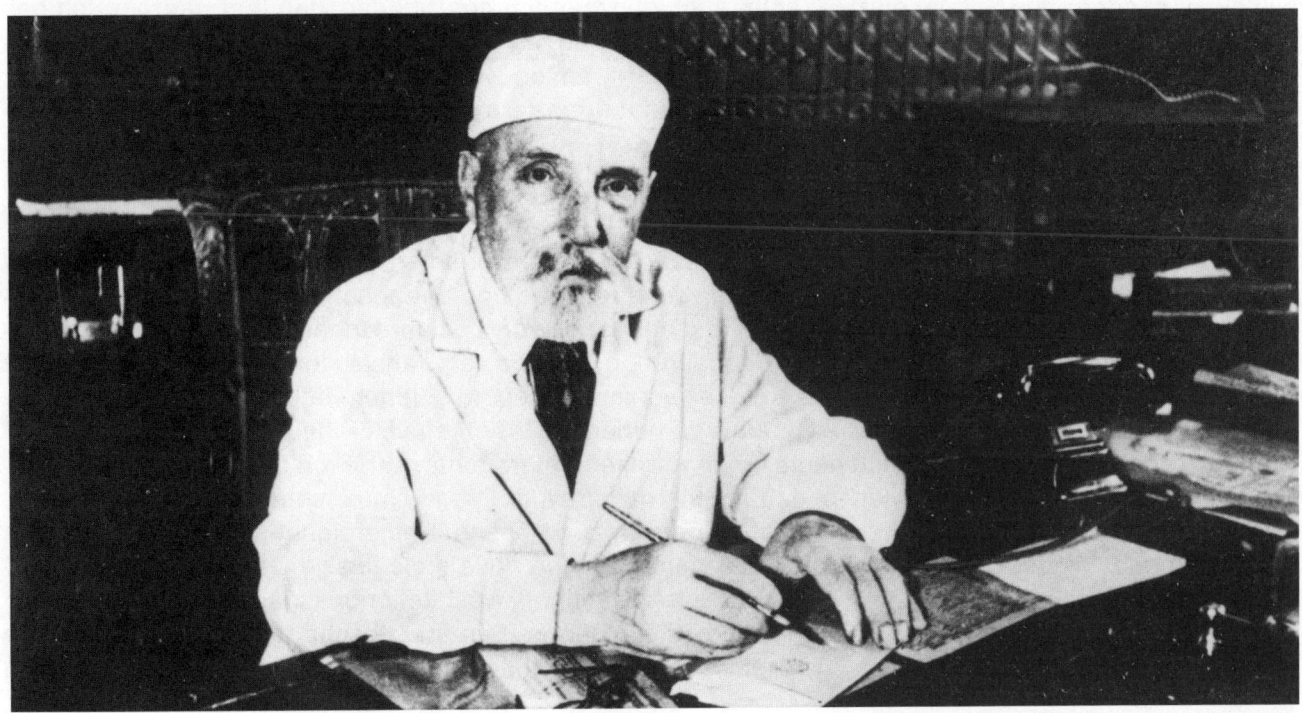

DIE GEWEBETHERAPIE NACH PROF. FILATOW

EIN AUGENARZT MACHT EINE ENTDECKUNG

Wladimir Filatow, Augenarzt aus Odessa, erhielt 1911 die Professur aus der Hand von Zar Nikolaus II. Schon damals wollte er mehr, als im Rahmen des wissenschaftlichen Erkenntnisstandes jener Zeit Augenheilkunde auszuüben. Es drängte ihn in die Erforschung bisher unbekannter Gebiete, er fand sich nicht ab mit dem Begriff des Unheilbaren, er suchte nach neuen Wegen, eine Einheit zu schaffen zwischen Allopathie und Naturheilkunde. Erst in reifen Lebensjahren, unter den Bedingungen seines wissenschaftlich fortgeschrittenen Heimatlandes sollte ihm der Durchbruch gelingen, dem viele Blinde das Augenlicht verdanken; jener Durchbruch, der einen völlig neuen Abschnitt in der biologischen Medizin durch die Gewebetherapie, die er begründete, einleitete.

Während sich im Westen die naturheilkundlich, homöopathisch und anthroposophisch ausgerichteten Heilverfahren alternativ zur Hochschulmedizin, zur Chemotherapie verstehen und sich mit dualistisch angesetzten Berufszweigen, wie den des Heilpraktikers und homöopathischen Arztes, dem Schulmediziner gegenüberstellen, hat Filatow der richtigen Ganzheitsschau der erstgenannten Heilweisen auch eine Ganzheit der Therapiemöglichkeiten gegeben. Er nahm, klassisch in der Hochschulmedizin ausgebildet und zunächst spezialisiert auf Augenheilkunde, den Satz auf »Wer heilt hat recht« und verlangte von den Medizinern eine Ganzheit der Behandlungsmöglichkeiten, also eine dialektische Einheit von Chemotherapie und biologischer Medizin. Wo das eine nicht hilft, muß das andere versucht werden! Aber der Mediziner muß in allen Heilweisen ausgebildet sein und Erfahrungen sammeln! Das war das Gebot, das Filatow der modernen Medizin stellte. Immer wieder regte er während seiner Reisen an, die Arzneibotanik genau zu erforschen.

In den Kaukasischen Ländern, in Sibirien erforscht er selbst die Wirkstoffe von Pflanzen und hinterläßt dem Kreis seiner Schüler wertvolle Anregungen, in dieser Richtung weiterzuforschen. So schuf Filatow mit seiner »dialektischen Medizin«, mit der Einheit von Chemotherapie und biologischen Heilmethoden, erstmals die Möglichkeit, den Patienten ganzheitlich zu behandeln. Es ist demnach nicht die Parole auszugeben, den Heilpraktiker gegen den Schulmediziner in den Kampf um die Heilung des Patienten zu schicken, sondern den Schulmediziner eben auch ganzheitlich auszubilden, damit er ganzheitlich heilen kann. Bevor man den kranken Patienten heilt, muß man die »kranken Universitäten« heilen, die über die Phythotherapie fast völlig hinweggehen und die »kranken Krankenkassen«, die Präparate aus der Naturheilkunde als »nur erfahrungsheilkundlich« nicht finanzieren, obwohl hier ein Umdenken hervorragend kostendämpfend wäre.

Hören wir Filatow selbst, wenn er berichtet, wodurch er auf die Grenze zwischen Leben und Tod gekommen ist, die er in einigen Bereichen durchbrechen konnte.

Filatow war auf dem Weg, die Keratoplastik, also die Hornhauttransplantation zu begründen und damit den weißen Star zu bekämpfen. Im Rahmen der verschiedenen Forschungsphasen kommt er zu interessanten Schlüssen, die später zu ganz neuen Erkenntnissen von Zusammenhängen in der Natur gelangen sollten: »Nicht selten machen wir die Beobachtung, daß die verpflanzte Hornhaut nach einiger Zeit trübe wird und daß sich die Sehkraft des Kranken verschlechtert. In solchen Fällen können wir eine Verpflanzung wiederholen, ohne aber die Garantie zu haben, daß die neue Hornhaut nicht gleichfalls vom weißen Star überzogen wird. Als ich heute einen Kranken untersuchte, hatte ich die Lösung dieses Problems deutlich vor Augen. Wir wissen, daß manchmal ein vom Organismus isoliertes, in einer künstlichen Umgebung kultiviertes Gewebe plötzlich aufhört, zu wachsen. Das ereignet sich unabhängig von Ernährung und Pflege. Es genügt schon, zu dieser alten eine neue gleichartige Gewebekultur hinzuzusetzen; schon erneuert sich das Zellwachstum. Ich fragte mich, was stellt nun eigentlich das Stückchen Hornhaut dar, das in die Öffnung eingesetzt wird, die in den weißen Star geschnitten wurde? Gleicht sie nicht jener Gewebekultur, die sich in einer neuen, künstlichen Umgebung vermehrt? Wenn es sich tatsächlich so verhält, dann müßte doch ein in ein trübe gewordenes Transplantat eingesetztes Stückchen gesunder Hornhaut genau so wirken wie eine junge Gewebekultur auf eine andere wirkt, die ihre Fähigkeit, normal zu wachsen, eingebüßt hat.

Wir entfernen die oberste Schicht des weißen Star neben der trübe gewordenen Hornhaut und pfropfen auf diese Stelle frisches Verpflanzungsmaterial.«

Diese Erfahrung des Gelehrten hatte ihre eigene Geschichte. Filatow hatte bemerkt, daß der weiße Star nach einer Hornhautverpflanzung rund um das eingesetzte Stückchen durchsichtig wurde. Manchmal war die Einwirkung so stark, daß die gesamte übrige vom weißen Star bedeckte Hornhaut sich klärte. Dadurch entstand unwillkürlich die Vorstellung, daß vom Transplantat eine Heilwirkung auf das umliegende Gewebe ausgehe. Filatow tauschte seine Erfahrungen auf den großen internationalen Kongressen auch mit ausländischen Spezialisten aus, die ebenfalls diese Erfahrungen in ihren wissenschaftlichen Versuchen machten, ohne jedoch hieraus eine Schlußfolgerung für die Praxis zu ziehen. Diese bemerkenswerte Beobachtung festigte nun aber die Theorien Filatows. Die durch logische Überlegungen, beinahe auf abstraktem Wege gewonnene Hypothese fand durch Beobachtungen von Zeitgenossen und Zeugnissen der Gelehrten unserer jüngsten Vergangenheit ihre Bestätigung. So begann eine Reihe von Versuchen, die die Kliniker selbst in Erstaunen versetzte. Filatow hatte sich in seinen Berechnungen nicht geirrt: Das Aufpropfen eines Hornhautstückchens neben das trübe gewordene gab ihm seine frühere Durchsichtigkeit wieder. Und nun beginnt die entscheidende Erkenntnis: Dieser Klärungsprozeß ging besonders schnell vor sich, wenn das gepfropfte Hornhautgewebe von einer Leiche stammte und gewisse Zeit der Kälte ausgesetzt worden war. Nun erhob sich für Filatow die ungelöste Frage: Welche Wirkung übt die Kälte auf das Hornhautgewebe aus?

Seit der Zeit, da diese Aufgabe zum ersten Mal aufgetaucht war, hatte sich ihre Lösung mehr und mehr erschwert. Die der Kälte ausgesetzte Hornhaut zeigte nämlich die verschiedensten Eigenschaften. Einmal beseitigte sie den Unterschied zwischen dem Leichengewebe und dem des lebenden Menschen und ermöglichte so ein Verwachsen mit dem lebenden Organismus, andererseits beschleunigte sie das Verschwinden des weißen Stars, indem heilende Wirkungen auftraten. Bei einer Operation stellte Filatow folgendes fest: Die Operation einer Kranken, deren linkes Auge vom weißen Star bedeckt war, stand bevor. Das rechte Auge war zwar untauglich, besaß aber eine gesunde Hornhaut. Der Arzt hatte beschlossen, diese Hornhaut auf das linke Auge zu verpflanzen und die Öffnung, die dadurch auf dem rechten Auge entstehen würde, durch eine Hühnerhornhaut zu verschließen. Die Operation gelang. Die der Kälte ausgesetzte Hornhaut heilte an und blieb 40 Tage lang durchsichtig. In einem anderen Fall hielt die Klärung 3 Monate an. Es war also gar nicht einfach, eine Gesetzmäßigkeit, die sich so vielgestaltig äußert, zu erforschen. Am erstaunlichsten war folgendes: Die Kälte, die auf lebendes Gewebe gewöhnlich lähmend wirkte, erwies sich hier als heilsam. Die Erfahrungen aus Jahrtausenden zeugten jedoch von etwas anderem. Eine Abkühlung des menschlichen Körpers mindert seine Widerstandsfähigkeit und führt zu vielfältigen Erkrankungen.

Filatow war es noch nicht gelungen, ganz in das Wesen jener Kräfte einzudringen, die er zum Leben erweckt hatte. Dennoch war er auf dem Weg, die geheimnisvolle Wirkung von Kräften zu erkennen, die er später biogene Stimulatoren nannte.

Das was er in der ersten Phase erfahren hatte und wovon er sich immer wieder überzeugen konnte, war erstaunlich genug, gestattete aber noch keine wissenschaftliche Erklärung. Der Gelehrte sah, wie in der von einer Leiche stammenden und der Kälte ausgesetzten Hornhaut sich weiterhin die Zellen vermehrten und der Gasaustausch erfolgte. Bevor diese Prozesse nicht erloschen, blieben die von der Hornhaut erworbenen Eigenschaften erhalten. Es fiel schwer, daran zu glauben, aber dennoch war es so: Im Hornhautgewebe, das bis auf 2 Grad über Null abgekühlt worden war, ging die Zellteilung weiter. Das widersprach der allgemeingültigen Ansicht, die besagte, daß ein derartiger Prozeß bei so niedrigen Wärmegraden nicht möglich sei.

Entsprangen also diese Entwicklungsbesonderheiten vielleicht nur dem Zustand des isolierten Gewebes? Wäre es nicht möglich, daß die aus dem leblosen Organismus herausgelöste Hornhaut schon vor der Abkühlung ähnliche Eigenschaften in sich barg? Schon seit langem wurden die Lebenseigentümlichkeiten von isolierten Geweben und Organen, ihre Fähigkeit, zu leben und sich zu vermehren, genau untersucht. Dem berühmten russischen Pharmakologen Krawkow war es gelungen, einen amputierten Finger monatelang Medikamenten gegenüber empfindlich zu halten. Ein anderer Forscher setzte ein Stückchen Speicheldrüse von einem Kaninchen der Kälte aus und konnte es einen Monat lang am Leben erhalten.

In jedem Fall aber wirkte die Kälte lähmend auf die normalen Funktionen des isolierten Gewebes und verlangsamte ganz entschieden die Zellteilung. Für alle weiteren Erforschungen brauchte man jedoch eine Hypothese, eine voraussichtliche Auslegung jener Prozesse, die mit der Abkühlung des Hornhautgewebes verbunden waren, und auch Filatow bediente sich einer Hypothese.

Der Gedankengang seiner Hypothese war folgender:

Wahrscheinlich entstanden in der Hornhaut unter der Kälteeinwirkung Stoffe, die heilsam auf die Kranken wirkten. Da die verpflanzte Hornhaut nicht aufgesaugt wurde, sondern anheilte, und aus ihr nur eine geringfügige Menge jenes Stoffes in den Blutstrom gelangen konnte, lag die Vermutung nahe, daß diesem Stoff eine außerordentliche biologische Aktivität innewohnen mußte. Nicht jeder in einer so unbedeutenden Menge vorhandene und noch dazu durch die Blutmenge verdünnte Extrakt würde fähig sein, die ihm eigenen Eigenschaften zu bewahren. Es hatte den Anschein, als ob die Hornhaut einen ganzen Strom von Rettungsmitteln in den weißen Star absonderte. Folglich wirkte die Verpflanzung von einem Stückchen Leichenhornhaut heilsam auf den weißen Star, es hielt die Trübung der Hornhaut auf und machte sie durchsichtig. In den Händen der Kliniker befand sich durch die Arbeiten Filatows also tatsächlich ein Mittel, abgestorbenes Gewebe mit neuem Leben zu erfüllen. Hierbei berührte Filatow in der Tat die Grenze zwischen Leben und Tod. Die Ergebnisse ließen ihn nicht ruhen. Er war der Überzeugung, daß von diesen Erfolgen ein gerader Weg zu einer äußerst wichtigen Entdeckung führen mußte. Filatow faßte seine Überlegungen zusammen. »Der weiße Star ist die Folge einer Hornhauterkrankung. Ein Stückchen Leichenhornhaut, das in den weißen Star oder in die sich trübende Hornhaut eingesetzt wird, löscht diese Erkrankung aus. Wie wäre es, wenn man sich diese heilende Wirkung der Verpflanzung zunutze machen und versuchen würde, mit ihrer Hilfe andere Augenkrankheiten zu heilen? Und würde es nicht eines Tages möglich sein, diese Methode auch für die verschiedensten Krankheiten anzuwenden?«

Filatow entschloß sich, seine Hypothese zu prüfen. Seine Wahl fiel auf eine Patientin von 16 Jahren, Anisia Patoka. Eine äußerst heftig verlaufende Hornhautentzündung verursachte dem Mädchen unerträgliche Schmerzen. Die blutunterlaufenen Augen tränten unaufhörlich. Schon 3 Monate dauerten diese Qualen. Anisia schrie und weinte, sie flehte um Hilfe, was aber vermochten die Ärzte zu tun? Angeborene Syphilis — die Schuldige an ihrem Leiden — ließ sich nicht sofort und auch nicht immer heilen.

Die bevorstehende Operation erregte in Filatows Klinik großes Interesse. und wie zuvor verliefen die Unterhaltungen im Arbeitszimmer des Gelehrten angeregt und leidenschaftlich.

»Sollte man in diesem Fall anstelle der Leichenhornhaut nicht lieber eine frische verpflanzen?«, riet ein Mediziner. »Eine frische?« fragte Filatow verwundert. »Sie befürchten, daß eine tote Hornhaut eine geringere Wirkung erzielt als die eines lebenden Menschen?«

»Für den Anfang würde ich mich besser des erprobten Mittels bedienen«, war die Antwort.

»Für den Anfang«, bemerkte Filatow ironisch, »bediene ich mich eines wirksameren Mittels. Solange wir Augenärzte die Hornhaut lebender Menschen verpflanzen, waren die Fälle einer Klärung des um das gesunde Hornhautstückchen liegenden Stargewebes verhältnismäßig selten. Allein die Leichenhornhaut, die durch die Kälte konserviert wurde, rief diese Erscheinung häufig hervor.«

Filatow beharrte auf seiner Absicht, seine neue Idee nunmehr am Operationstisch zu überprüfen. Er schnitt der Kranken ein Stückchen entzündeter Hornhaut heraus und setzte ein anderes aus Leichenhornhaut an seine Stelle. Schon am nächsten Tag konnte das Mädchen die Augen öffnen, und am dritten Tag sogar ohne Hilfe den Weg zum Verbandszimmer finden. Der verschwindend kleine Anteil jenes Stoffes, der aus der Hornhaut in den Organismus gelangt war, hatte die heftige Entzündung beseitigt.

Die nachfolgenden Operationen brachten dem Experimentator volle Befriedigung. In kurzen Zeiträumen wurden Hornhautentzündungen, die schon jahrelang andauerten, geheilt und der Verlauf der verschiedensten Leiden plötzlich unterbrochen.

Die Versuche sollten sich bald erweitern. Hierbei stützte sich Filatow auf ein Lehrbuch von Professor Baer, in dem es in einem Epigramm heißt: »Alles, was auf das Ganze wirkt, wirkt auf einen Teil. Alles, was auf einen Teil wirkt, wirkt auf das Ganze. Alles, was auf den Organismus wirkt, beeinflußt das Auge und umgekehrt, alles was sich auf das Auge auswirkt, wirkt sich auf den Organismus aus.«

Hier haben wir also bereits einen wesentlichen Ausgangspunkt für die moderne Ganzheitsmedizin, der sich Filatow als Lebensaufgabe zuwandte und die er in eine neue Dimension führen sollte. Das erste, wovon sich Filatow überzeugen konnte, bestand in der Eigenschaft der Leichenhaut, auf verschiedene Art auf den menschlichen Organismus zu wirken. In einem Fall behob die Verpflanzung eine Entzündung, in einem zweiten stellte sie die Elastizität der Sklera wieder her, regte die Tätigkeit des Bindegewebes an, beseitigte schlechte Vernarbungen und gab der Hornhaut ihre Durchsichtigkeit zurück. Filatow zweifelte daran, daß diese Eigenschaften nur der Leichenhornhaut innewohnen sollten. Welche Gründe hätte es für die Natur geben können, diesem Gewebe ein besonderes Vorrecht einzuräumen? Die Stoffe, die sich in dem gekühlten, von Leichen stammenden Hautgewebe bildeten, mußten folglich auch in anderen entstehen. Wäre es möglich, daß alles Lebende im Organismus durch die Kälte neue Eigenschaften entwickelt? Wenn es sich so verhielte, dann müßte das der Weg sein, um das Geheimnis jener Stoffe zu enträtseln, die sich auch im Leichengewebe ansammelten. Die weitere Praxis ergab, daß man die leidenden Organe nicht unbedingt mit verwandtem Gewebe heilen müsse. So war die Wirkung die gleiche, wenn man aus einem beliebigen Gewebe einen flüssigen Extrakt herstellte, der zuvor der Kälte ausgesetzt war, und diesen den Kranken einspritzte. Sowohl Blut und Rückenmarksflüssigkeit als auch der Inhalt eines Auges, zuvor der Kälte ausgesetzt, erwiesen eine heilende Wirkung, wenn sie unter die Haut gelangten.

Filatow wandte sich den Pflanzen zu. Ihn hatte schon immer die biblische Pflanze Aloe, im Alten Testament geheimnisvoll wieder und wieder erwähnt, interessiert, deren Wirkungen er auch aus der asiatischen Volksmedizin kannte. Es kam zu einem ersten Versuch. Filatow trennte Aloe-Blätter von der Pflanze und bewahrte sie etwa 10 Tage lang ohne Licht bei einer Temperatur von 3 Grad über Null auf, danach wurden die Blätter zerrieben und der daraus entstandene Saft, nachdem man ihn vorher an Tieren ausprobiert hatte, wurde einem Kranken unter die Haut gespritzt. Der Extrakt wirkte auf die Krankheit genauso wie in das Zellgewebe eingeführtes Leichengewebe.

Filatow hätte nun voll Überzeugung sagen können:

Jegliche Verschlechterung der Lebensbedingungen, sei es eines tierischen oder pflanzlichen Organismus, vorausgesetzt, daß die Stärke der Entbehrungen eine bestimmte Grenze nicht überschreitet, ruft in diesem Organismus eine bestimmte Zwangslage hervor, die komplizierte Veränderungen zur Folge hat:

es entstehen neue Lebensregulatoren.

Letzte Zweifel zerstreuten sich, als Filatow von Agavenblättern Saft kochte, in Ampullen füllte und für eine Stunde bei einer Temperatur von 120 Grad in den Autoklav (Dampftopf) stellte. Nach diesem Prozeß war in dem Saft keine Spur von Eiweiß mehr zu entdecken, aber er wirkte, als er in den Organismus des Kranken gelangte, wie frisch gewonnener aus einem konservierten Blatt. Sowohl konserviertes Leichengewebe als auch grüne Blätter, die eine Zeit lang ohne Licht belassen und darauf im Autoklav der Temperatur von etwa 120 Grad ausgesetzt wurden, bewahrten nicht nur ihre Eigenschaften, sondern vergrößerten sie sogar.

Bald darauf trat vieles in der Natur der Stimulatoren zu Tage: es zeigte sich, daß sie weder Eiweiße noch Fermente waren. Sowohl die einen als auch die anderen werden durch so hohe Temperaturen zerstört. Als man einer Kultur isoliertes Gewebe, in dem sich die Vermehrung der Zellen schon verlangsamt hatte, ein Krümchen im Autoklav konserviertes Gewebe beifügte, begann ihr intensives Wachstum von neuem.

Aus einem wässrigen Extrakt von Aloe verschwanden die Stimulatoren auch dann nicht, als man den Extrakt gekocht, verdampft und wieder in Flüssigkeit zurückverwandelt hatte.

In dieser Flüssigkeit waren jetzt weder Eiweiß noch Hormone, ja, noch nicht einmal Salze vorhanden, aber die Stimulatoren waren erhalten, und die heilsamen Eigenschaften des Extrakts blieben bewahrt.

Filatow wurde es von Versuch zu Versuch, von Heilungserfolg zu Heilungserfolg immer klarer, daß nicht die Hornhaut selbst oder der Extrakt es im stofflichen Sinne waren, die den Heilungsprozeß bewirkten sondern die in ihnen enthaltenen biogenen Stimulatoren. Aber was sind die biogenen Stimulatoren und wie wirken sie?

Filatow ging, empirisch nach der Methode »Wer heilt, hat recht« vor. Es interessierte ihn nur als Arzt. Er hat mit seinen großartigen Heilerfolgen die Erfahrungsmedizin auf ein neues, bis dahin unerreichtes Niveau gehoben. Als Wissenschaftler genügte es ihm, vorerst zu sagen, daß die biogenen Stimulatoren auf Wirkstoffen ungeklärter Natur beruhen.

Um aber die geradezu die ganze Praxismedizin wie die Heilmethoden der Krankenhäuser und Kliniken revolutionierenden weitgefaßten Indikationsansprüche der von Filatow begründeten Gewebetherapie auch in der westlichen Medizin anwenden zu können, ist es nach den hier geltenden Kriterien der Wissenschaft erforderlich, den Charakter der biogenen Stimulatoren zu klären und ihren Wirkungsmechanismus nachzuweisen.

Das ist nunmehr gelungen.

Die Arbeitsgemeinschaft Grundlagenforschung für biologische Medizin hat die biogenen Stimulatoren nachgewiesen und hat daraus eine biologische Komplextherapie entwickelt, die nunmehr uneingeschränkt zur Verfügung steht.

ZUR NATUR DER BIOGENEN STIMULATOREN

Erinnern wir uns, wie Professor Filatow seine Gewebetherapie erläutert: »Ich habe eine Gewebetherapie im Sinne einer unspezifischen Reiztherapie entwickelt. Sie bedient sich bestimmter Wirkstoffe ungeklärter Natur, die sich in pflanzlichen und tierischen Geweben bei der Konservierung in Kälte oder Dunkelheit entwickeln. Diese biogenen Stimulatoren entstehen auch in den Geweben der Agave und der Aloe.«

In den pflanzlichen Organismen sowie in den von ihnen getrennt überlebenden Geweben, unter dem Einfluß von störenden aber nicht tötenden Außenfaktoren, vollzieht sich ein biochemischer Umbau, der die Bildung von Verbindungen hoher biologischer Aktivität zur Folge hat.

Die Aloe-Präparate gehören zur Gruppe der unspezifischen Stimulanzien der physiologischen Funktionen des Organismus. Die Steigerung der Anpassungs- und Abwehrkräfte des Patienten durch die Aloe-Therapie erlaubt es, die spezifisch gerichteten Arzneimittel mit größerer Effektivität anzuwenden.

Die komplizierte biochemische Zusammensetzung bedingt das ungewöhnlich breite pharmakologische Spektrum und die vielseitige Einwirkung auf die Funktion praktisch aller Organe und Systeme des menschlichen Organismus.

Die neueste Forschung hat erbracht, daß die Aloe-Präparate, soweit sie biostimuliert sind, genauso wie alle Gewebepräparate nach der Methode Filatow dem Organismus in gewisser Weise verwandt sind. Daher besitzen sie eine niedrige Toxität und sind von Nebenwirkungen fast frei.

DER WIRKUNGSMECHANISMUS DER BIOGENEN STIMULATOREN

Die Wirkungsweise der biogenen Stimulatoren aus Aloe vollzieht sich über das Zentralnervensystem.

Die experimentellen Untersuchungen der Wirkung der Aloe-Präparate auf das Zentralnervensystem verfolgen nachstehende Zwecke:

1. Klärung der Bedeutung des Zentralnervensystems im Wirkungsmechanismus der Aloe-Präparate

2. Praktische Empfehlungen zur Anwendung der Aloe-Präparate in der klinischen Praxis

Schon bei den ersten Versuchen wurde die Wirkung des Aloe-Extraktes auf das Zentralnervensystem nachgewiesen. In der Analyse verschiedener Aspekte der Aktivität von Aloe-Präparaten schreibt bereits der russische Arzt S. M. Pawlenko 1953 eine große Bedeutung den reflektorischen Wirkungen über das Zentralnervensystem zu.

Zur Beurteilung der Wirkung der Aloe-Präparate auf den funktionellen Zustand des Zentralnervensystems wurde von vielen Wissenschaftlern die Methode der bedingten Reflexe benutzt.

Die meisten Forscher stellten fest, daß die Aloe-Therapie eine Verzögerung der Latentperiode der reflektorischen Reaktionen, Erhöhung der Reflexdauer, Herabsetzung der Höhe der bedingten Reflexe bis auf ihren völligen Ausfall hervorruft. Das erlaubt, von einer Verstärkung des Hemmungsprozesses im Zentralnervensystem zu sprechen.

Von einer bedeutenden Rolle des Zentralnervensystems im Wirkungsmechanismus der Aloe-Präparate zeugen die Beobachtungen der pharmakodynamischen Veränderungen der Aloe-Präparate bei Veränderungen des funktionellen Zustands des Zentralnervensystems.

Bei Kaninchenversuchen gelang es festzustellen, daß ein medikamentöser Schlaf von verschiedener Tiefe den Einfluß der Aloe-Präparate auf viele biochemische Prozesse und auf die Funktionen des Bindegewebes wesentlich verändert.

Für die Klärung des Wirkungsmechanismus von Aloe-Extrakten ist die Untersuchung der Aktivität der Gehirn-Enzym-Systeme von besonderer Bedeutung. Unter dem Einfluß von Aloe-Extrakt beobachtete man im Großhirn der Versuchstiere einen Aktivitätsanstieg mancher Oxydationsenzyme: Zytochromoxydase, Dehydrase, Sukzinathydrogenase, Glyzerophosphatdehydrogenase, Glutamatdehydrogenase, Sukzinooxydase.

Aloe-Extrakt in mittleren therapeutischen Dosen steigerte bei Versuchstieren die Aktivität der Cholinesterase in der Hirnrinde, im Subkortes, Thalamus, Hypothalamus und im verlängerten Mark weißer Ratten. Die Anwendung größerer Dosen biogener Stimulanzien senkten dagegen die Aktivität der Cholinesterase in allen untersuchten Hirnbereichen. Die Versuche ergaben weiterhin allgemein, daß sich die Aktivität nach der Applikation mit Aloe-Extrakt in den untersuchten Strukturen und Organen am 3., 9., 16. und 21. Tag nach der Einführung wesentlich verändern. Die Haupttendenz war dabei die Aktivitätssteigerung der bezeichneten Enzyme. Aufgrund der Versuchsergebnisse konnten sehr bald von russischen Ärzten praktische Empfehlungen zur Verwendung des Aloe-Extraktes gegeben werden. Bei der Aloe-Therapie muß der allgemeine Zustand des Nervensystems des Patienten sowie seine Disposition genau beachtet werden. Die Aloe-Therapie ist auch bei solchen Erkrankungen effektiv, in deren Pathogenese eine Reizung der höheren Teile des zentralen Nervensystems mit Bildung eines standhaften Reizherdes angenommen werden kann, so bei Ulcus-Krankheiten, Angiospasmen, Kontrakturen, Hypertonie. Die unter der Aloe-Therapie entstehende Hemmung der Hirnrinde beurteilen die führenden Forscher als therapeutische Schutzhemmung, was die Zweckmäßigkeit von Aloe-Präparaten in der praktischen Medizin begründet.

Unter Berücksichtigung der positiven Wirkung des Aloe-Extraktes auf den funktionellen Zustand des zentralen Nervensystems des alternden Menschen, also des sedativen beruhigenden Effekts, ist zu empfehlen, Aloe-Extrakt in der Geriatrie anzuwenden. Russische Ärzte verzeichnen gerade hierin konstante Erfolge. Die bei den Versuchen festgestellte Potentierung des Hexenal-Schlafes durch Aloe-Präparate bei alten Tieren gibt eine Möglichkeit, die Dosen von Barbituraten in der geriatrischen Praxis herabzusetzen. Das ist von einer besonderen praktischen Bedeutung, weil ältere Menschen wegen Schlafstörungen oft Barbiturate einnehmen, die jedoch Intoxikations-Erscheinungen hervorrufen können.

Besonders zu empfehlen sind Aloe-Präparate zur Wiederherstellung der ausgefallenen lokomotorischen Funktionen und zur Stimulierung der regenerativen Prozesse im zentralen Nervensystem. Die in klinischen Versuchen durchgeführten Experimente am Rückenmark zeigten eine Verstärkung der regenerativen Prozesse, z. B. die Wiederherstellung der Impulsüberleitung über den durchtrennten Rückenmarkabschnitt.

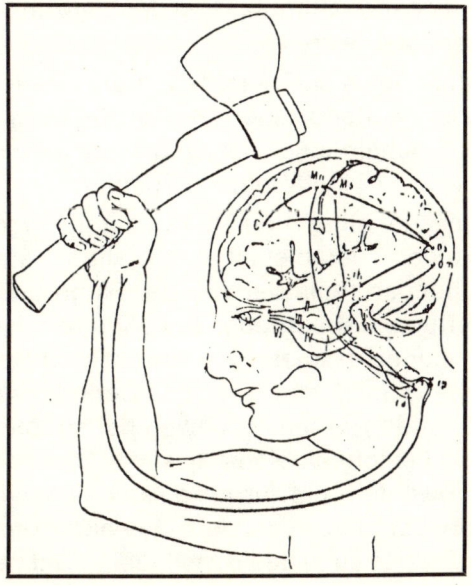

Bechterews schematische Darstellung der Impulsleitung bei einem Arbeitsvorgang

Die Aloe-Therapie übt einen unzweifelhaften Effekt bei Neuralgien, Kausalgie und Phantomschmerzen aus. Die russischen Ärzte Woljanski und Kurako, beide aus der Schule Prof. Filatows, wandten seit 1972 Aloe-Extrakt in der Behandlung der lumbalsakralen Radikulitiden von diskogener, traumatischer, infektiöser und Erkältungsätiologie an und zogen den Rückschluß, daß die Therapie im Komplex mit Analgetika eine schnelle Kupierung des Schmerzsyndroms und die Wiederherstellung bei motorischen Störungen (insbesondere bei paralytischem Ischias) gewährleistet.

Filatow selbst unterstrich, daß die Linderung und schließliche Beseitigung der Schmerzen bei periphären Nervenerkrankungen allgemein charakteristisch für die Wirkungsweise der Aloe-Therapie ist. Dieses äußert sich in einer Resorbtion der Entzündungsinfiltrate und im Erweichen der Narbengewebe im Bereich der befallenen Nerven.

Die Aloe-Therapie ist bei endzündlichen Erkrankungen des Rückenmarks und seiner Häute effektiv. Sie bewirkt eine Verbesserung des Zustandes des Patienten mit Spinalarachnoiditis, also der gefährlichen Hirnhautentzündung sowie die Heilung von Rückenmarkentzündung. Besonders günstig wirkt sich die Aloe-Extrakt-Therapie auf die Funktionen des alternden Organismus aus. So konnte die Abnahme der Asthenie-Erscheinungen und eine erhebliche Zunahme der geistigen Leistungsfähigkeit bei Patienten im höheren und selbst im hohen Lebensalter festgestellt werden.

Langdauernde klinische Beobachtungen von 590 Kindern mit Geburtstraumen haben folgendes ergeben: Den Kindern wurde Aloe-Extrakt in Kombination mit Vitamin B12 verordnet. In allen Fällen trat eine außerordentlich günstige Wirkung auf den Wachstumsprozeß des Gehirns ein.

In Versuchen an neugeborenen Tieren erwiesen die erwähnten Präparate eine stimulierende Wirkung auf den Wuchs der Hirnkapillare, so auch auf die Resistenz der Hirnendgefäße.

Alle klinischen Angaben demonstrieren eine hohe biologische Aktivität von Aloe-Extrakt und eine ausgeprägte Wirkung der biogenen Stimulatoren auf das zentrale Nervensystem.

Inzwischen stehen klinische Angaben zur Verfügung, wonach festgestellt werden konnte, daß Aloe-Extrakt bei Arteriosklerose angewandt eine spürbare Senkung der erhöhten Cholesterinmenge im Blut hervorruft und den Lecithin-Cholesterin-Koeffizienten auf einem höheren Stand hält. Diese Feststellungen wurden auch an einem Krankengut mit Arteriosklerose der Gliedmaßengefäße bestätigt. Unter dem Einfluß der Therapie wurde eine Verringerung und in vielen Fällen ein Verschwinden der Schmerzen in den Gliedmaßen sowie eine Verbesserung des Kreislaufs und eine Erhöhung der Hauttemperatur erreicht. All das führte zu langanhaltenden Remissionen oder zu klinischer Genesung mit Wiederherstellung der Arbeitsfähigkeit. Aloe-Extrakt wird erfolgreich bei Entzündungs- und Regenerationsprozessen, vor allem bei verlangsamter Regeneration und bei Anämien verwendet.

Aloe-Extrakt hat einen ausgeprägten vorbeugenden und therapeutischen Einfluß bei Verletzungen, hervorgerufen durch Strahlenschäden und bei Intoxikationen. Der bedeutende deutsche Mediziner Prof. Dr. Brandt führt in einer Arbeit über die Gewebetherapie folgendes aus:

»Filatow weist darauf hin, daß die biogenen Stimulatoren den ganzen Organismus beeinflussen und dadurch ihre vielfältige Wirkung zu erklären wäre.«

Von großer Bedeutung ist der Einfluß der Aloe-Therapie auf die Besserung der Funktion der Niere und Nebenniere. Mit dieser Besserung ist zweifellos auch die Normalisierung der Stoffwechselprozesse und das Verschwinden einer Reihe von Erscheinungen verbunden, die durch die Intoxikationen des Organismus mit Produkten eines unvollständigen Metabolismus bedingt werden.

Das bessere Befinden des Patienten, der einer Aloe-Therapie unterzogen wurde, und der von ihm selbst subjektiv wahrgenommene Effekt der Therapie ist unter allen Veränderungen die ausgeprägteste Erscheinung, die in den Untersuchungen registriert wurde. Wenn positive Veränderungen des Gefäßtonus und der Herztätigkeit mit Instrumentalmethoden bei ungefähr der Hälfte der untersuchten Patienten festgestellt wurden, und zwar bei einer Injektionsserie von 10 Spritzen, so verzeichnete die ganz überwiegende Mehrzahl der Patienten eine Besserung ihres Befindens in unterschiedlichem Maße nach 1 — 4 Kuren mit Aloe-Extrakt. Die Kuren wurden durchweg bei alternden Menschen angewandt. Diese Veränderungen im Befinden dieses Personenkreises lassen sich auf eine bedeutende Linderung bzw. auf ein Verschwinden vieler Beschwerden, die für eine Altersschwäche des Organismus charakteristisch sind, zurückführen. Lästige Schmerzen in den Gelenken der Extremitäten, der Wirbelsäule wurden beseitigt, der Schlaf normalisierte sich, das Schwindelgefühl verschwand, seltener trat Atemnot auf, weniger kamen Herzklopfen, stockender Herzschlag oder Taubheitsgefühl in den Beinen vor, es verschwand der unangenehme Geschmack im Mund und die Darmfunktion wurde aktiviert. Das weitere

Ergebnis war eine merkliche Steigerung der Bewegungs- und geistigen Aktivität, der Arbeitsfähigkeit, bei einem Teil der Patienten auch der Sexualfähigkeit, es erweiterte und verstärkte sich das allgemeine Lebensinteresse.

Die beschriebenen subjektiven und objektiven Veränderungen, die im Organismus alter Menschen unter dem Einfluß der Aloe-Therapie entstanden, waren unterschiedlich in ihrer Intensität, Dauer und Beständigkeit und hingen in bedeutendem Maße vom Ausgangszustand der Gesundheit des jeweiligen Patienten ab. Wir bemerkten bereits, daß ein positiver Effekt öfter eintrat, wenn im Ausgangszustand die negativen funktionellen Veränderungen in der Betrachtung des Blutkreislaufs unter physikalischen Gesichtspunkten (Hämodynamik) stärker ausgeprägt waren. Am häufigsten wurden Besserungserscheinungen nach der ersten und zweiten Injektionskur beobachtet. Eine dritte und vierte Kur war in diesem Zusammenhang weniger ausschlaggebend. In den Perioden zwischen den Kuren verschlechterte sich das gute Befinden etwas, allerdings sehr selten ging es bis zum Ausgangsniveau zurück. Die Forscher, die Aloe-Extrakt in der Geriatrie anwandten, unterstreichen die Notwendigkeit einer individuellen Dosierung der Injektion und der Pausen zwischen den Kuren. Sie kommen zu dem Schluß, daß die Dosis für ältere Menschen geringer sein muß als die Dosis bei jüngeren. Der Mechanismus der günstigen Wirkung der Therapie auf das Herz-Kreislauf-System ist mit der Besserung der Stoffwechselprozesse in den Geweben des Herzens und den Gefäßen verbunden. Eine Reihe experimenteller Beobachtungen zeugt von der Aktivierung der Fermentensysteme des Herzgewebes unter dem Einfluß der Therapie. Bei diesen Versuchen wurde die Verstärkung der Gewebeatmung festgestellt. Dies konnte man nach der Steigerung der Aktivität verschiedener Fermente beurteilen.

Erheblich erhöhte sich das Energieniveau der Cholinesterase. Unter dem Einfluß der Therapie erhöht und verschiebt sich das Wirkungsoptimum einiger Fermente. Aloe-Extrakt erhöht die reflektorische Erregbarkeit und die Ansprechbarkeit des Organismus auf einige Arzneimittel, besonders auf die Wirkung des Adrenalins. Eine Reihe experimenteller Beobachtungen beweisen den stimulierenden Einfluß der Therapie auf die Funktion einiger endokriner Drüsen: Bauchspeicheldrüse, Schilddrüse, der Nebennierenrinde. Durch die Wirkung der Therapie verbessern sich die Kennziffern der Hämodynamik, normalisiert sich der Gefäßtonus, bei einer bedeutenden Patientenanzahl wurden vasomotorische Störungen erleichtert und beseitigt, es verschwanden Angiospasmen und Ischämiezustände, die Funktion der Gewebeblutversorgung verbesserte sich. Diese Veränderungen wirkten sich auch positiv auf den Allgemeinzustand des verwelkenden Organismus, auf den Charakter und die Intensität des Alterungsprozesses aus. So kann die Aloe-Therapie als effektives therapeutisches und prophylaktisches Mittel in der geriatrischen Praxis empfohlen werden.

DIE ALOE-THERAPIE ALS EIN NEUES BIOLOGISCHES HEILSYSTEM

Die von dem russischen Gelehrten Professor Wladimir Filatow erstmals vorgeschlagene Behandlung mit biostimulierenden Wirkstoffen aus Aloe ist eine unspezifische Reiztherapie. Sie entspricht in gewisser Weise Wirkungsmechanismen der Homöopathie. Filatow rechnet die Aloe-Therapie der von ihm 1933 begründeten Gewebetherapie zu. Alle Gewebepräparate nach dieser Schule sind Stimulantien der physiologischen Funktionen des Organismus und wirken effektiver sowie in einer natürlichen Weise physiologisch, mehr als andere zu diesem Zweck verwendete Mittel. Die Herstellung der Gewebepräparate beruht auf der Hypothese von Filatow, wonach in den Organismen sowie in den von ihnen getrennt überlebenden Geweben unter dem Einfluß von störenden aber nicht tötenden Außenfaktoren ein biochemischer Umbau vollzogen wird, der die Bildung biologisch aktiver Verbindungen zur Folge hat. Das ist summarisch die Logik der Filatow'schen Hypothese. Die Praxis gibt dem Forscher recht. Doktor Arjajew, ein Nachfolger des berühmten Arztes, berichtet, daß in zahlreichen Tierversuchen und dann in klinischen Beobachtungen nachgewiesen wurde, daß die biostimulierten Gewebe einen stärker ausgeprägten Effekt zeigen, als die frisch gewonnenen. In der UDSSR wird die Gewebetherapie nun schon seit vielen Jahren erfolgreich angewandt. Diese Methode hat langdauernde klinische Untersuchungen bestanden. Auf Grund dieser Anwendungserfahrungen in verschiedenen medizinischen Fachgebieten konnten die Indikationen zur Gewebetherapie konkretisiert werden. Dennoch muß es auffallen, daß bisher dieses biologische Heilsystem nicht oder nur ungenügend Eingang in der sogenannten westlichen Medizin gefunden hat. Der Grund ist zwar einfach aber nicht überzeugend. In Russland gilt seit alters her der Grundsatz »Wer heilt hat recht«. Es kam daher nur darauf an, mit der neuen Therapie zu heilen, weniger dringlich erschien die Notwendigkeit, den wissenschaftlichen Nachweis für die Wirksamkeit und den genauen Ablauf der Wirkungsmechanismen zu erbringen. Da aber die Hochschulmedizin des Westens vorschreibt, eine neue Therapie erst dann freizugeben, wenn nach ihren Kriterien der Wirkungsnachweis gelungen ist — übrigens das Grundproblem der Homöopathie! — mußte es nunmehr vordringlich sein, die Natur der biogenen Stimulatoren im Sinne eines wissenschaftlichen Nachweises aufzuklären; denn nur so konnte es möglich sein, das neue biologische Heilsystem praktisch zur Verfügung zu stellen.

Während Professor Filatow den Schleier des Geheimnisses um die biogenen Stimulatoren nicht zurückzog, gingen erste westliche Versuche der Erforschung in die Irre. Damit waren bisher Möglichkeiten versagt, Millionen von Patienten durch die neuen Therapiesysteme Heilung zu bringen. Es ist in diesem Zusammenhang erforderlich, im Interesse der nunmehr gebotenen Durchsetzung der Gewebetherapie, insbesondere des Aloe-Heilsystems, darzustellen, auf welchen Wegen und mit welchen Ergebnissen sich die westliche Hochschulmedizin mit dem neuen Therapiesystem auseinandergesetzt hat.

Eine der ersten Persönlichkeiten, die bereits frühzeitig die Gewebetherapie und die Hypothese über die biogenen Stimulatoren ernstgenommen haben, war der über Deutschlands Grenzen weithinaus bekannte Arzt und Hochschullehrer Doktor Max Brandt, der eine Professur an der Freien Universität Berlin ausübte. Er gab über das Osteuropa-Institut der vorgenannten Universität eine Medizinische Folge heraus, in der er auch über die Gewebetherapie gründlich berichtet und die Frage der biogenen Stimulatoren aufgeworfen wurde.

Diese Berichte zeigen auf, wie die Schule nach Professor Filatow vom Erfolg der Gewebetherapie in langen Jahren zu der noch unkomplizierteren Aloe-Therapie erfahrungsmedizinisch kam. Gerade diese Ausführungen werden sowohl den Fachleser als auch den Patienten von der wissenschaftlichen Haltbarkeit der Indikationsansprüche wie der Erfolgsberichte überzeugen.

Ausgangspunkt in der Gewebetherapie waren die Hornhautübertragungen durch Filatow. Während in der Augenklinik von Odessa bis 1949 ca. 1000 gelungene Hornhautübertragungen durchgeführt werden konnten, sind nach dem Bericht von Dr. Brandt bis Juli 1951 in der UDSSR 4064 solcher Überpflanzungen vorgenommen worden und zwar mit dem großartigen Ergebnis der Wiederherstellung der Sehkraft bei 65 % der Patienten. Nur in 43 Fällen trübte sich das überpflanzte Hornhautstück. In diesem Zusammenhang wurde festgestellt, daß durch Nachpflanzung von Gewebestückchen ein gehemmtes Wachstum wieder angeregt wurde. Diese Wachstumsanregung wird auf die Wirkung bestimmter Stoffe zurückgeführt, die als Desmone bezeichnet werden. Die letztere Methode war jedoch nicht von bleibendem Erfolg. Die Ansätze waren richtig und Filatow beschritt neue Wege: Er begann Leichenhornhaut zu übertragen, die zwei bis drei Tage bei 2 — 4 ° C aufbewahrt wurde. Der Erfolg war vielversprechend. Es blieb nicht nur das übertragene Stück der Leichenhornhaut ungetrübt, sondern es hellte sich am Rande auch die eigene, getrübte Hornhaut auf. Hierzu sagt Dr. Brandt: »Vermutlich erfolgte bei der Kältekonservierung eine Anhäufung unbekannter Wirkstoffe. Diese scheinen jedoch nicht spezifischer Natur zu sein, da auch histologisch nicht identisches Gewebe dieselbe Wirkung hat . . . «. Im Rahmen seiner therapeutischen Versuche ging dann Filatow auch zur Verwendung pflanzlicher Gewebe über, nachdem er entsprechende Erkenntnisse aus der Arbeit mit Agaven (Agava americana) gewonnen hatte. Hieraus schließlich wurde die Theorie von den biogenen Stimulatoren entwickelt. Dr. Max Brandt beschreibt sie so: »Die vom Wirtsorgan getrennten und in ungünstige Bedingungen gestellten Gewebeteile organisieren sich biochemisch um und entwickeln Stoffe, die die vitalen Reaktionen verstärken und die Heilung fördern. Dabei ist es nicht notwendig, eine Implantation vorzunehmen, sondern dieselbe Wirkung kann auch durch Injektionen erzielt werden.«

Später wurde festgestellt, daß noch stärker als aus der Agave aus der Aloe arborescenz die biogenen Heilkräfte entwickelt werden. Mit diesen Erkenntnissen waren aber immer noch nicht die biogenen Stimulatoren aufgeklärt und somit fehlte der wissenschaftliche Nachweis. Interessant jedoch ist, daß Dr. Brandt erstmals an die chemische Untersuchung der biogenen Stimulatoren heranging. Seine Untersuchungen haben folgende Substanzen erwiesen: »Oxal- und Bernsteinsäure, Apfel- und Weinsteinsäure, ungesättigte aromatische Fett- und Phenolsäuren.«

Mit dieser Beschreibung von Substanzen ist jedoch keineswegs die Natur der biogenen Stimulatoren hinreichend dargestellt. Die aufgeführten Substanzen, jedenfalls die wesentlichen, gehören dem Zitronensäurecyclus des menschlichen Organismus an. Der Zitronensäurecyclus ist verantwortlich für die Verarbeitung von Kohlenhydraten, Eiweißen etc. als Grundlage des Energiehaushalts.

Die Schlußfolgerung aus den zutreffend beschriebenen Substanz-Untersuchungen führt zu grundsätzlichen Widersprüchen. Die festgestellten und zum Zitronensäurecyclus des menschlichen Organismus gehörenden Substanzen wirken nicht auf das zentrale Nervensystem, weil dazu feinchemische hochmolekulare Substanzen erforderlich sind. Diese aber bilden sich wie die von Dr. Brandt genannten Säuren unter den gleichen Bedingungen wie die vom Wirtsorgan getrennten und in ungünstige Konditionen gestellten Gewebeteile, die sich biochemisch umorganisieren.

Zunächst wurde im Laufe der Forschung vom Autor dieser Schrift vermutet, daß die biogenen Stimulatoren hormonähnliche hochmolekulare Substanzen sind, denn Hormone und ähnliche Systeme sind unter den gegenwärtigen Meßbedingungen nicht nachweisbar, da sie zerstört werden, andererseits gleichen sie aber deren Wirkungsweise. Die biogenen Stimulatoren sind also mehr als die von Dr. Brandt genannten Substanzen.

Das erweist nicht zuletzt ihre praktische Anwendung:

Aloe ist in verschiedenen Darreichungsformen, Tabletten, homöopatischen Injektionen und Dilutionen in der Apotheke erhältlich. Sie werden als Laxans, als Darmregulierungsmittel verabreicht. Würden in der Aloe von vornherein jene Substanzen aus dem Wirkstoffkreis der biogenen Stimulatoren vorhanden sein, ohne daß ein Eingriff in die Gewebeorganisation der Pflanzen durch Abtrennen der Blätter erfolgt, so müßte die bisher erhältliche Aloe-Medizin dieselben Indikationsansprüche erfüllen, wie sie in dieser Schrift angegeben werden. Dies ist aber bekanntlich nicht der Fall; denn diese Aloe-Präparate wirken nur als Abführmittel.

Zusammenfassend ist auszuführen, daß die durch die Schule Filatow erstmals eingesetzten und nunmehr ihrer Natur nach aufgeklärten biogenen Stimulatoren ausschließlich durch biochemische Umorganisation entstehen, wenn die vom »Wirtsorgan getrennten und in ungünstige Bedingungen gestellten Gewebeteile jene Substanzen entwickeln,« die auf die vitalen Reaktionen des Organismus Einfluß nehmen.

Diese Substanzen sind hochmolekular, daher auch die hohe Verdünnung, sie sind Desmone, ähnlich wie Desmoenzyme, die fest in der Zelle verankert sind, überstehen aber die Meßbedingungen; ihre Isolierung ergibt sogenannte Hetoroglykane.

Sie haben die Wirkungsweise eines Ko-Enzym-Systems und sind als »Ko-Desmon-Prinzip« zu verstehen.

DIE EINZELNEN KRANKHEITEN UND IHRE HEILUNG

DIE ADDISON'SCHE KRANKHEIT

Es handelt sich bei dieser früher als selten bezeichneter, heute aber häufiger auftretenden Krankheit um eine Insuffizienz der Nebennierenrinde.

Wie alle Krankheiten, die mit dem Immunsystem des Menschen zusammenhängen, ist auch dieses Leiden wenig erforscht. Die Bezeichnung hat diese Erkrankung nach dem englischen Arzt Thomas Addison (1793 — 1860).

Gerade die Zunahme der Krankheitsfälle deutet an, daß mit der Entwicklung zur Hochzivilisation und den damit einhergehenden Belastungen des Immunsystems auf verschiedenen Ebenen, besonders in der Psyche, derartige Krankheiten zunehmen. Die Folge, nicht die Ursache, der Addison'schen Krankheit ist die Verringerung der von der Nebennierenrinde ausgehenden Hormonproduktion bei Zerstörung von ca. 9/10 der Rinde.

Bisher hat die Hochschulmedizin nicht den Zusammenhang zwischen Nebennierenrinde und den anderen sogenannten endokrinen Drüsen erforscht. Der Autor vertritt die These, daß ein enger Zusammenhang mit der Schilddrüse, ebenfalls einer endokrinen Drüse, besteht. Bei einer Überfunktion der Schilddrüse sind Stoffwechselstörungen die Folge. Ursache wiederum der Addison'schen Krankheit sind Stoffwechselstörungen im Elektrolyt- und Kohlehydrat-Stoffwechsel.

Es findet eine zu hohe Adrenalin-Ausschüttung statt. Das ist ein wesentliches Merkmal der Nebennierenrinden-Erkrankung. Weitere Ursachen können auch entzündliche Prozesse und degenerative Veränderungen sein (Gefäßverschlüsse, Lues). Diese Ausführungen sollen anregen, die Wechselbeziehungen zur Schilddrüsenfunktion zu erforschen.

Wir kennen folgende Symptome:

Übermäßige, vorzeitige Ermüdung, Erschlaffung bis zu Erschöpfungszuständen, Gewichtsabnahme, Mundschleimhautentzündungen, Muskelschwäche, Blutarmut, Kreuzschmerzen, Lustlosigkeit, der ganze Lebenstonus ist gestört.

Diese Erkrankung ist eine Folge erheblicher Störungen des Immunsystems, so daß die Therapie auf die Stärkung des Immunsystems gerichtet sein muß.

Mit Aloe-Injektions-Therapie ist erstmals eine natürliche Möglichkeit der Heilung und Stärkung des Immunsystems gegeben. Es gilt folgende Vorschrift:

An 30 aufeinanderfolgenden Tagen wird jeweils eine Spritze von 1 ml verabfolgt und zwar subkutan in einen Oberschenkel, am besten in den Morgenstunden mit anschließend 15 Minuten Ruhe. Nach 30 Tagen tritt ein Intervall von 30 Tagen ein, danach folgt die zweite Behandlungsphase mit abermals 30 Injektionen in täglicher Aufeinanderfolge.

Nach 1 Jahr sollte die Kur wiederholt werden.

DIE ANGST VOR AIDS

Mit teuflischer Rasanz breitet sich eine Krankheit aus, bei der die Wissenschaft vor vielen ungelösten Rätseln steht: AIDS. Das ist das Kürzel für »Acquired Immune Deficiency Syndrome«, d. h. »erworbene Immunschwäche«. Eine sehr allgemeine und recht vorläufige Beschreibung, die die ganze Ohnmacht vor dieser Viruserkrankung zeigt. Die Bezeichnung AIDS stammt von dem verdienstvollen Entdecker des sogenannten HTLV III-Virus, Professor Dr. Robert Gallo, (USA). Auffallend ist, daß bisher der Hauptanteil des Krankengutes von Homosexuellen mit häufigem Kontaktwechsel (ca. 75%), sowie von Drogensüchtigen und Bluterkranken sowie Infizierten durch Blutübertragung gestellt wird.

Das Ursprungsgebiet ist Zentralafrika, sehr stark betroffen ist Haiti, die Ausbreitung von USA über Europa und Asien vollzieht sich in Windeseile, so daß von einer Seuche gesprochen werden muß.

Namhafte Virologen in aller Welt befassen sich fieberhaft mit AIDS. Es wird ein Impfstoff gesucht. Aber noch sind die Aussichten gering. Treffend beschreibt die Situation der britische Virologe Dr. Angus Dalgleish (Chester Beaty Laboratories, London):

»Ein Impfstoff muß das Immunsystem eines Körpers alarmieren, nach einem ganz besonderen Virus zu suchen, genauso wie die Polizei nach einem gestohlenen Auto fahndet, mit Hilfe dessen Autonummer.«

Aber nun ist eben durch diesen Wissenschaftler festgestellt worden, daß dieses Aids-Virus in der Lage ist, seine chemische Zusammensetzung ständig zu ändern, so daß seine Auffindung und Identifizierung unmöglich ist. Folglich treten ganz verschiedene Krankheitsbilder auf, die durch die Störung des Immunsystems aufgrund des AIDS-Virus entstehen bzw. begünstigt werden, insbesondere Infektionskrankheiten. Dazu gehört eine ansteckende Form der Lungenentzündung. Für einen AIDS-Kranken kann eine sonst relativ harmlose Krankheit wie eine Angina tödlich verlaufen.

Der Impfstoff, der noch gesucht wird, ist wahrscheinlich nicht die vollständige Lösung des Problems. Es muß in erster Linie daran gedacht werden, das durch das Aids-Virus gestörte Immunsystem wieder zu stärken. Der Autor dieser Schrift geht sogar weiter: erst durch vorausgegangene Schwächung des Immunsystems hat das Virus die Chance, die Krankheit ausbrechen zu lassen. Es ist ja bereits festgestellt worden, daß nicht bei jedem Homosexuellen, bei dem das Virus entdeckt wurde, die Krankheit zum Ausbruch kommt. Nicht zum Ausbruch kommt eine Krankheit, wenn das Immunsystem intakt funktioniert. Viel zu wenig ist das Krankengut danach differenziert worden, ob es sich bei dem Betroffenenkreis der Homosexuellen um Personen handelt, die über feste Du-Beziehungen verfügen oder um solche, die ständig ihre Kontakte wechseln. Die Analyse würde zeigen, daß besonders bei denjenigen Patienten ein ernster Krankheitsverlauf eintritt, die ihre Intimkontakte sehr häufig wechseln. Wir befinden uns der Ursachenforschung etwas näher, wenn wir die konkrete Situation dieser Personen betrachten, denn sie unterscheidet sich erheblich von der gleichveranlagter Menschen, die jedoch über feste Dauerfreundschaften verfügen. Der sogenannte Promiske befindet sich in ständiger Angst vor Entdeckung bei schnell wechselnden, flüchtigen Intimkontakten, ja er befindet sich bei Erfüllung seiner Wunschvorstellungen in einer auf wenige Augenblicke hochkonzentrierten Erregungsstufe, also in einer Art Superstreß, ohne harmonischen Aufbau einer Intimbeziehung und ohne erfülltes Abklingen gegenüber einer ihm freundschaftlich bekannten Du-Beziehung. In dieser Angst-Erregungs-Super-Streßphase erfolgt ein Übermaß an Adrenalin-Ausschüttung, jenes wichtigen Hormons, das die Nebennierenrinde produziert. Der wiederholte Streß durch Ängste schwächt das Immunsystem. Besonders durch heftige Kontakte kann infiziertes Blut widerstandslos eindringen, sodaß jede Infektion den Erkrankten gegebenenfalls tödlich schwächt.

Wenn man sachlich den Kreis der von Aids Betroffenen analysiert, ist doch die Frage zu stellen, warum die Einwohner Haitis beiderlei Geschlechts, ja sogar Kinder, warum ein Teil der Bevölkerung der Zentralafrikanischen Republik besonders stark vom Aids-Virus betroffen sind, wenn es sich ausschließlich um eine Homosexuellen-Krankheit handeln sollte. Es müssen also gleichgeartete Ausgangsdispositionen bei Kreisen mit ganz verschiedenen Verhaltensweisen und unabhängig von ihren sexuellen Gepflogenheiten vorliegen, die Bedingungen für das Aids-Virus schaffen. In Verbindung mit schlechten Hygiene-Zuständen ist es die Angst, die den besonders betroffenen Personengruppen gemeinsam ist: Angst in jeder Erscheinungsform. Bei den promisken Homosexuellen ist es der Streß der besonderen Erlebenssituation und die Panik vor Entdeckung, bei den Haitianern und Zentralafrikanern — beide aus den Armenhäusern der Welt, was ganz bezeichnend ist — sind es die Merkmale ständiger Existenzangst, die Folgen der Not, auch der von Generationen mit der entsprechenden Erbfolge, die tagtägliche Sorge vor dem Morgen!

Angst führt nicht zur Infektion, aber bei Infektion, unter den Bedingungen der stark eingeschränkten Immunkräfte, zum Zusammenbruch der körpereigenen Abwehr.

Die Tatsache, daß man einem Aids-Erkrankten sagen muß, er leide an einer Krankheit oder Seuche, deren Ursache man nicht kenne und deren Heilungsaussichten gleich null sind, führt zu einer weiteren, psychisch bedingten Einschränkung der Abwehrkräfte und des Widerstandswillens. Die Aussicht, eine Kur zum Wiederaufbau des Immunsystems absolvieren zu können, wenn auch langsam, führt zu einer Ermutigung, einer Art letztem Aufgebot zur Mobilisierung restlicher Abwehrkräfte.

Das ist eine wichtige Plattform für die Therapie. Diese psychologischen Erkenntnisse sollten bei der Arbeit mit den Aids-Erkrankten und deren schwieriger Situation nicht außerachtgelassen werden.

Ganz besonders wichtig ist in diesem Zusammenhang die Vorsorge-Medizin, die Prophylaxe. Als Realist muß man zugeben, daß man die von Veranlagung und Triebüberlagerungen bestimmten Lebensgewohnheiten der Menschen kaum ändern kann. Man muß ihnen damit helfen, daß man ihnen im Rahmen der Aufklärung über besondere Gefahren der Infektion durch bestimmte Praktiken eben auch Vorbeugungsmaßnahmen in die Hand geben kann. Das wird um so wichtiger, als es bei AIDS eine Entwicklungszeit der Krankheit von mehreren Jahren gibt. Rechtzeitige Applikation von Aloe-Extrakt kann einen bestimmten Krankheitsprozeß auf jeden Fall günstig schon im Entstehen beeinflussen.

Basis für die Erfolgserwartung einer Therapie mit Aloe-Injektion ist die Tatsache, daß sich bei fast 50% der Patienten, die mit Aloe behandelt worden sind, irreguläre Antikörper im Blut bilden.

Irreguläre Antikörper aber sind Immun-Antikörper. Diese sind von größter Wichtigkeit für den Kampf gegen das Aids-Virus.

Es wird den behandelnden Ärzten folgender Therapieversuch empfohlen:

Aloe-Extrakt wird zunächst 30 Tage lang 1 x täglich subkutan in einen Oberschenkel injiziert und zwar 1 ml pro Spritze. Nach 30 Tagen tritt ein injektionsfreies Intervall ein. Nach dessen Beendigung schließt sich eine weitere Kurphase von 30 Tagen mit 1 Injektion von 1 ml täglich an. Die Injektionskur ist nach den vorgenannten Behandlungsvorschriften in den folgenden 3 Jahren jährlich zu wiederholen.

AIDS steht am allerersten Anfang der Erforschung. Welche Resultate die Wissenschaft in der kommenden Zeit auch erbringen mag, es muß in erster Linie von der Immunlage ausgegangen werden. Charakteristisch ist, daß ein bereits geschwächtes Immunsystem durch das Aids-Virus weiter, im schlimmsten Fall tödlich geschwächt wird. Jede Therapie muß mit dem Wiederaufbau der Immunkräfte beginnen. Eine Binsenweisheit? Wenn man die bisherigen Behandlungen am AIDS-Krankengut analysiert, dann ist feststellbar, daß die **v o r** der AIDS-Infektion vorhandene Immunlage und deren Hintergrund wenig berücksichtigt wird.

Die Parallelen zu Krebs sollten auffallen!

AIDS – der neueste Erkenntnisstand

In Ziffer 5 der Informationsschrift des deutschen Bundesministers für Gesundheit über AIDS wird unter der Überschrift »Was Sie bei einer Ansteckung tun sollten« u. a. als eine der Grundregeln angegeben: **»Stärken Sie Ihre Abwehrkräfte!«.**

Dieser Aufforderung kann man nur zustimmen. Es ist damit das Immunsystem angesprochen. Auch die Priorität ist richtig gesetzt. Die Stärkung der Immunkräfte hat absoluten Vorrang vor der Entwicklung von Impfstoffen. Das bedingt die Wirkungsweise der AIDS-Viren. Amerikanische Wissenschaftler gehen davon aus, daß die AIDS-Viren ständig die Uniform wechseln, um deren Charakter am verständlichsten zu kennzeichnen, sodaß sie durch die Wirkstoffe einer Impfung entweder garnicht oder nur teilweise enttarnt werden können. Prof. Dr. Robert Schooley aus Boston stellte 1985 fest, daß die Aids-Viren in das Zentral-Nervensystem eindringen und dies geradezu als Zufluchtsort benutzen. Die Folge ist die Auslösung von verschiedenen Erkrankungen des Zentral-Nervensystems, wie z. B. eine besonders gefährlich verlaufende Hirnhautentzündung. Der amerikanische Wissenschaftler führt dazu aus, daß die Blut-Hirn-Schranke von dem AIDS-Virus durchbrochen wird. Gerade die Blut-Hirn-Schranke schützt normalerweise die Nervenzellen vor dem Eindringen schädlicher Stoffe, Viren und Bakterien. Hierdurch ergibt sich eine weitere Gefahr für den Infizierten. Hierzu sagt Prof. Schooley: »Das AIDS-Virus kann sich in den Zellen des Zentral-Nervensystems vermehren. Jede Behandlung gegen die tödlichen Viren muß deshalb die Blut-Hirn-Schranke durchdringen. Die meisten Medikamente schaffen das nicht.«

Besonders im Zusammenhang mit den vorstehenden Feststellungen und Prognosen, ist es wichtig, mit einem auf natürliche Weise entwickelten Wirkstoff die Aufgabenstellung zu erfüllen, das Zentral-

Nervensystem zu schützen und intakt zu halten. Diese Aufgabe kann das Aloe-Heilsystem mit seinen Injektionskuren am ehesten erfüllen. Klar gesagt: wenn in Zukunft ein Impfstoff gefunden werden sollte, der tatsächlich das Virus bekämpft, so wird seine Wirkung effektiver sein, wenn das Immunsystem durch Aloe-Behandlung, deren Mechanismus über das Zentral-Nervensystem abläuft, zuvor gefestigt wird.

Das amerikanische Krebs-Institut läßt verlauten, daß es wahrscheinlich sogar unmöglich sein wird, einen allgemeinen Impfstoff gegen das Aids-Virus zu entwickeln, da dieses keine einheitliche genetische Struktur besitzt und somit von Person zu Person variiert.

Auch die neuesten Forschungsergebnisse bestätigen den Angriff der AIDS-Viren auf Hirn und Rückenmark. Forscher des Massachusetts General Hospital in Boston stellten das Virus ebenfalls im Gehirn und Rückenmark von AIDS-Patienten fest, die unter neurologischen Störungen litten. Die Fachzeitschrift »New England Journal of Medicine« führt aus, daß es nahezu unmöglich sei, Medikamente in angemessenen Konzentrationen jenseits der Blut-Hirn-Barriere an jene Stelle zu bringen, die für die Bekämpfung des AIDS-Virus wesentlich ist. Diese Ausführungen sind keine Hypothesen. Es ist inzwischen einem Wissenschaftler gelungen, das AIDS-Virus im Gehirn nachzuweisen. Prof. Joseph Melnick, Houston, Texas, zeigte auf dem internationalen AIDS-Kongress in Neapel elektronenmikroskopische Aufnahmen von Gehirnzellen, die von dem AIDS-Virus befallen waren und sich dort vermehrt hatten. Die deutsche Fachzeitschrift »Der Apotheker« führt in ihrer Ausgabe vom 16. 12. '85 hierzu aus: »Die elektronenmikroskopischen Aufnahmen . . . stammen von Gewebeproben, die AIDS-Patienten entnommen worden waren . . . Mit Hilfe des Elektronenmikroskops sind in Houston seit mehr als zweieinhalb Jahren die verschiedensten Gewebeproben (Niere, Lymphknoten, Knochenmark, Gehirn) von insgesamt 80 AIDS-Kranken untersucht worden. Unter anderem stellte sich dabei heraus, daß das AIDS-Virus nicht nur die weißen, sondern auch die grauen Zellen im Gehirn befällt. Ferner fanden sich AIDS-Viren in Blutzellen der Rückenmarksflüssigkeit, die auch das Gehirn umspült«.

All diese erschreckenden Feststellungen rufen dazu auf, die Immuntherapie zur Therapie der Zukunft zu gestalten. Vor allem sollte die Forschung nicht vorbei gehen an dem Wirkstoffpotential, das die Natur selbst bietet. Die Möglichkeiten, die das Wirkstoffdepot aus Aloe aufzeigen, sind ein Hinweis. Es besteht der Eindruck bei neuen Krankheitsbildern, daß zunächst ausschließlich in den Grenzen der Chemotherapie nach Möglichkeiten geforscht wird und hierbei die Arzneibotanik völlig außer Ansatz bleibt. Eine so kompetente wie mutige Ärztin, Frau Dr. Veronica Carstens, gibt in einem Interview mit der Zeitung »Welt am Sonntag«, vom 16. 6. '85, einen interessanten und wichtigen Ansatz: »Vor wenigen Jahren reiste eine amerikanische Biologin nach Peru. Sie lebte unter Indianern. Dort machte sie eine bemerkenswerte Entdeckung. Die Mittel für Geburtenregelung schienen auf den Sträuchern zu wachsen. Wenn die Frauen die Blätter eines bestimmten Strauches aßen, bekamen sie keine Kinder. Im Urwald, so berichtete die US-Biologin weiter, wachse auch ein Gegenmittel – die Blätter eines anderen Strauches. Das ist doch eine faszinierende Geschichte. Bis heute ist kein pharmazeutischer Konzern dieser Sache richtig nachgegangen.«

Diese Denkanstöße sollten Forschung und Medizin für alle Bereiche Anlaß sein, sich mit der Arzneibotanik dialektisch auseinanderzusetzen. Zu welchen Ergebnissen dies führen kann, zeigt nicht nur das in dieser Schrift erstmals umfassend dargestellte Aloe-Heilsystem sondern auch die hierzulande gutbekannte Pflanze Echinacea, der Sonnenhut. Die Volksmedizin behauptet schon stets, daß die Pflanze einen Wirkstoff enthalte, der die Abwehrkräfte des Organismus stärke. Tatsächlich können unter bestimmten Bedingungen aus Echinacea biogene Stimulatoren entwickelt werden, die denen der Aloe ähneln und ähnlich wirken. Hierzu sagt Fr. Dr. Carstens in dem vorerwähnten Interview: »Jetzt ist an der Münchner Universität nachgewiesen worden, daß die Zahl der weißen Blutkörperchen, die die Immunität fördern, durch Echinacea steigt. Und in geringeren Dosen ist es besonders wirksam. Das ist doch beeindruckend. Jeder Arzt muß offen sein für solche Entwicklungen«. Das sollte auch für die AIDS-Forschung gelten, die sich nicht nur der Arbeit auf der Suche nach einem Impfstoff widmet, sondern sich auf einer anderen Ebene offen halten muß für alle erdenklichen Möglichkeiten zur Stärkung des Immunsystems.

Inzwischen werden die Diskussionen der Fachwelt über die Entstehungsursachen des AIDS-Virus kontroverser. Diese Schrift will sich daran nur mit einer kurzen Aussage beteiligen, weil hieran – wie so oft und wie ebenso oft unterschätzt – der Satz von den krankmachenden Umständen des Lebens verdeutlicht wird. Es sind nicht Genmanipulationen von Wissenschaftlern, die das AIDS-Virus auslösten, sondern in der tiefen Ursache soziale Umstände. In der Zentralafrikanischen Republik wie auch bei

Stämmen anderer afrikanischer Länder gibt es eine Affenart unter der Bezeichnung Grüne Meerkatze (Cercopeticus aetiops). Diese Affen tummeln sich auf allen Plätzen, auf denen sie Abfall finden. Müllplätze sind bevorzugt. Bei ihrer Suche nach Verwertbarem für die Nahrungsaufnahme konkurrieren sie mit Menschen. Menschen in tiefster Not! Bei diesem Kampf ums Dasein zwischen Mensch und Tier ist es zu Berührungen mit den Grünen Meerkatzen gekommen, die neben anderen Populationen das ursprüngliche Wirtstier des AIDS-Virus sind, aber durch ihren Immunapparat damit gut fertig werden. Berührungen sind leicht vorstellbar wie Affenbisse oder gar Affenfleisch als Nahrungsaufnahme. Bei dem neuen Träger des AIDS-Virus, dem Menschen, stieß dies auf einen durch Not und Entbehrungen, durch Mangelkrankheiten und Existenzangst besonders geschwächtes Immunsystem. Wir wissen, daß die Infektion zum Ausbruch der Krankheit erst dann führt, wenn die körpereigenen Abwehrkräfte mit dem Virus nicht mehr fertig werden.

Die oftmals verschleierten Tatsachen über die Entstehung des AIDS-Virus sollen ein Hinweis auf den engen Zusammenhang zwischen Krankheiten und der sozialen Lage sein.

Der neueste Erkenntnisstand der Aids-Forschung, insbesondere das Eindringen des Virus in das Zentralnervensystem unterstreichen die Sinnfälligkeit des Aloe-Heilsystems als eine der Haupt-Abwehr-Alternativen. Die biostimulierten Aloe-Extrakt-Injektionen sind eine Entsatzarmee!

ALOE UND CHEMOTHERAPIE

Die Therapie mit dem Aloe-Heilsystem schafft eine günstige Voraussetzung, den Dualismus zwischen Naturheilkunde und der chemotherapeutisch ausgerichteten Schulmedizin überbrücken zu helfen. Ja, die auf Aloe gestützte Gewebetherapie ist eine ideale Klammer für die verschiedenen Heilmethoden. Es kann gar nicht genug betont werden, daß eine wichtige Voraussetzung hierfür von der Hochschulmedizin selbst geschaffen werden muß. Sie muß sich endlich öffnen für die Lehre von den Heilwerten und Schutzstoffen aus Pflanzen. Eine ganz stattliche und immer größer werdende Reihe der in schulmedizinischen Praxen verordneten Präparate enthält ganz oder teilweise pflanzliche Substanzen, ohne daß der Arzt in seinem Medizinstudium ausreichende Berührung mit der Arzneibotanik hatte. Er kennt also die Grundlage für die Indikationsansprüche seiner Verordnung nicht — jedenfalls nicht aus dem Universitätsstudium — und so bleibt ihm der Zusammenhang zwischen dem spezifischen Organismus der Pflanzen mit dem des Menschen oftmals fremd. Die Lehre von der Phytotherapie, also der Heilkunde durch Pflanzen, die Arzneibotanik wie die Biochemie nach Dr. Schüssler gehören gleichrangig mit den von der Chemie bestimmten Heilweisen in die Lehrprogramme der Universitäten. Wenn man sich der Wahrheit nicht verschließt, so muß man die Situation der Naturheilkunde insgesamt in unserer Gesellschaft als grotesk empfinden: sie wird nur mit den Merkmalen einer Duldung von Heilpraktikern und einer Minderheit von Naturheilärzten, die von vornherein mit dem Vorurteil der Außenseiter gekennzeichnet werden, praktiziert. Aber Sie wird universitär nicht gelehrt! »Die groteske Situation der Naturheilkunde wird gekennzeichnet durch die groteske Situation der Hochschulmedizin«, denn diese lehnt all diejenigen Heilweisen als wissenschaftlich nicht erwiesen oder sogar als unwissenschaftlich nur deswegen ab, weil ihre eigenen Prüfkriterien nicht ausreichen, also unvollständig sind, um sich wissenschaftlich zum Beispiel mit einer erfahrungsmedizinischen Kategorie wie der Homöopathie auseinanderzusetzen. Die einseitige Bindung unserer Hochschulmedizin an quantitative naturwissenschaftliche Kriterien ist ein Haupthindernis. Es fehlt ihr die Dialektik. Damit ist sie erstarrt. Das führt praktisch zu dem Ergebnis, daß die Hochschulmedizin mit allen Mitteln einer etablierten Wissenschaft die anderen medizinischen Wissenschaften, die sich hierzulande noch nicht etablieren konnten, einfach nur angreift, obwohl ihr das Instrumentarium einer wissenschaftlichen Auseinandersetzung fehlt. Hierbei fällt auf, daß die Speerspitze gegen erfahrungsmedizinische Kategorien meist nicht von Medizinern, die Praxen halten und so mit Patienten konfrontiert sind, geführt wird, sondern von Gerichtsmedizinern, Pathologen, Institutsmedizinern, Dozenten.

Das Widersprüchliche in Theorie und Praxis unserer Hochschulmedizin zeigt deutlich die Aufgabenstellung der Apotheken. Jede Apotheke führt für jeden Patienten sichtbar den Hinweis auf ihre umfassende Tätigkeit: Allopathie, Homöopathie, Biochemie. Da haben wir sie also alle beisammen, die Präparate der Chemotherapie wie der naturhaften Heilweisen, für die es sehr wohl einen Platz im Verkauf und damit im Verfügungsbereich eines hochschulmäßig ausgebildeten Apothekers gibt, aber keinen Platz, um über diese auch nach dem Arzneimittelrecht verfügbaren Präparate an den Hochschulen wissenschaftliche Kenntnisse und gesicherte Informationen zu vermitteln. Der Apotheker hält nach der Logik der konservativen Hochschulen Medizin bereit, die es — jedenfalls nach dem begrenzten Erkenntnisstand vieler Universitäten — gar nicht als Medizin geben kann. So bekommt der Satz von Wilhelm Busch Konturen, »daß nicht sein kann, was nicht sein darf . . .«.

Nun zeigt aber der Erkenntnisstand in Hinsicht auf den Wirkungsmechanismus von Aloe, daß gerade der menschliche Organismus einen Zusammenhang zwischen Chemotherapie und Naturmedizin nachweist. In Rußland wurde Aloe in einer besonderen Darreichungsform erstmals als Ganzheitsmedizin angewandt. Nämlich der wässrige Extrakt aus den nach einem besonderen Verfahren stimulierten Saft aus Blättern der Aloe wird als Medizin für verschiedene Indikationsansprüche injiziert. In der UdSSR selbst wird diese Medizin als »extractum aloes« als Auszug aus der Pflanze, in Verkehr gebracht. Eine weitere Definition erfolgt nicht. Als Extrakt also wird das Mittel von den Ärzten verordnet sowie in Krankenhäusern und Kliniken angewandt. Wenn man aber den Extrakt analysiert, so stellt man fest, daß es sich um ein Homöopathikum handelt, denn der Pflanzenextrakt wird so verdünnt, daß die homöopathische Potenz D2 erreicht wird.

Also ein und derselbe Extrakt kann sowohl eine allopathische wie auch eine homöopathische Ausdrucksform tragen. Diese Tatsache zeigt, wie wenig sinnvoll die Auseinandersetzung zwischen Allopathie und Homöopathie ist und macht klar, daß Angriffe von Kathedermedizinern auf die Homöopathie für die Patienten sinnlos sind. Ihnen kommt es nicht darauf an, nach welcher Methode sie behandelt werden, sondern für sie ist wichtig, Heilung zu erlangen.

Die Aloe-Therapie deutet aber nicht nur auf rein akademische Weise eine Integrationsmöglichkeit von allopathischen mit homöopathischen Kategorien an sondern sie weist eine ausgesprochene Brücke zur Chemotherapie nach:

klinisch ist erwiesen, daß durch die Aloe-Therapie die Anpassungs- und Abwehrkräfte der Patienten erheblich gesteigert werden können. Das erlaubt, sämtliche spezifisch gerichteten Arzneimittel, also auch die der Chemotherapie, mit größerer Effektivität anzuwenden. Die Anwendungsdosis chemischer wie auch naturheilkundlicher Präparate ist bei den meisten Erkrankungen geringer, wenn der Therapie mit den spezifisch gerichteten Arzneimitteln eine Aloe-Behandlung vorausgeht. In diesem Zusammenhang muß an den Wirkungsmechanismus der Aloe-Präparate erinnert werden — sie sind Stimulantien der physiologischen Funktion des Organismus; ihre komplizierte Zusammensetzung erklärt das ungewöhnlich breite pharmakologische Spektrum und die vielseitige Einwirkung auf die Funktionen aller Organe und Systeme des Organismus.

Die Aloe-Therapie sollte mithin nicht nur den Praktikern der Naturheilkunde vorbehalten bleiben, sondern muß Anlaß für die Hochschulmedizin und die Praxisärzte sein, Chemotherapie mit den in dieser Schrift beschriebenen biologischen Heilsystemen zu kombinieren. Das würde wirklich die Wende zum Wohle der Patienten sein!

Der gesellschaftliche Effekt wäre eine bedeutsame Kostensenkung, da weniger chemische Präparate wirkungsvoller angewendet werden und der individuelle Effekt wäre eine Beschränkung chemischer Applikationen auf das notwendige Mindestmaß.

ANÄMIE

Die Blutarmut, die typische Mangelkrankheit in Bezug auf fehlende Eisenversorgung des Organismus, verbreitet sich immer mehr. Auffallend ist die Quote der Kinder.

Die für diese Mangelerscheinung so charakteristische Blässe ist die Folge der Verminderung des Blutfarbstoffes. Die Wichtigkeit roter Blutkörperchen zeigt sich an ihrer Aufgabenstellung: sie transportieren den Sauerstoff. Die aus dem Stoffwechsel entstehenden Schlacken werden durch die Blutflüssigkeit befördert wie auch die Abwehrstoffe und die Nährstoffe des Organismus. Die rote Farbe der Blutkörperchen entsteht durch den Blutfarbstoff Hämoglobin. Dieser Farbstoff enthält das für uns so unentbehrliche Eisen; damit ist Hämoglobin Träger des Sauerstoffversorgungsvorganges.

Besonders leidet bei Blutarmut der Herzmuskel unter der mangelhaften Sauerstoffversorgung, so daß sich Beengungen, Beklemmungen, ja Atemnot einstellen. Da auch das Gehirn mangelhaft mit Blut versorgt wird, treten die für Anämie typischen Kopfschmerzen, schnelle Erschöpfung, Ohrensausen, Einschlafen der Gliedmaßen, Einschlafstörungen auf.

Eine häufig auftretende Erscheinungsform der Blutarmut ist die sogenannte Bleichsucht, auch als Chlorose bekannt. Sie tritt bei körperlich unterentwickelten Mädchen auf. Die Folge sind nervöse Störungen. Durch die Blutarmut ist in diesen Fällen das rote Knochenmark unzureichend mit blutbildenden Stoffen versorgt; vor allem fehlt Eisen. Das körperliche Wachstum ist beeinträchtigt, verlangsamt.

Deswegen ist in der Kinderheilkunde die Einführung der Aloe-Therapie im Zusammenhang mit der Eisenzufuhr so besonders wichtig.

Es wird folgende Therapie vorgeschlagen:

Die Behandlung des Patienten erfolgt zunächst mit eisenhaltigem Aloe-Sirup, Sirupus Aloes cum Ferro.

Es wird Aloe-Sirup zu den Mahlzeiten verabfolgt und zwar 3 x täglich 1 Teelöffel. Die Behandlung dauert 12 Tage.

Bei noch ernsthafteren Mangelzuständen kann nach Verordnung durch den Arzt auch eine Injektionstherapie nach einer Behandlungspause, also nach der Sirup-Kur, angeschlossen werden. Es ist ein Intervall von 20 Tagen zu beachten. Hierauf erfolgt bei Kindern täglich eine Injektion von 0,5 ml, bei Erwachsenen 1 ml subkutan (Oberschenkel) 15 Tage lang. Danach erneut eine Pause, dieses Mal von 30 Tagen, worauf sich die letzte Kurphase von 12 Spritzen bei gleicher Anwendung wie vorstehend anschließt. Die Kur kann nach 1 Jahr wiederholt werden.

Zwischen den Kurabschnitten und nach der Behandlung sollte aber auch immer eine angemessene Ernährung oberstes Gebot sein. Hierzu folgende Hinweise:

Viel eisenhaltige Gemüse sind in der Ernährung einzubeziehen. Dazu gehören Spinat, Sauerkraut, überhaupt alle Blattgemüse, Brennesselsaft, Pflaumen, Aprikosen, Pfirsiche, wobei mindestens ein Teil des Gemüse- und Obstverzehrs roh genossen werden sollte. Alle Vitamin C-Träger sind blutbildend. Daher ist auch der Genuß von Kirschsaft, schwarzen Johannisbeeren, Apfelsinen und Pampelmusen sowie von Kiwi zu empfehlen. Ebenfalls Buttermilch und Yoghurt. Wichtig ist auch der Übergang auf Vollkornbrot.

Kindern sollte in der Wachstumszeit aus der Biochemie Silicea D 12 in Tabletten (täglich 2 x 1 im Munde zergehen lassen) gegeben werden, weil dieses Mittel das Wachstum insgesamt fördert und die bei Blutarmut typischen Störungen der Nägel behebt.

Die anschließende Skala zeigt die Förderung des Blutbildungsprozesses nach einer Aloe-Kur. Es wird das Ergebnis einer Kur mit Aloe-Extrakt aufgezeigt, die nach einer schweren Anämie den Bluterneuerungsprozeß nachweist.

A — Hämoglobinspiegel in %   B — Beobachtungstage

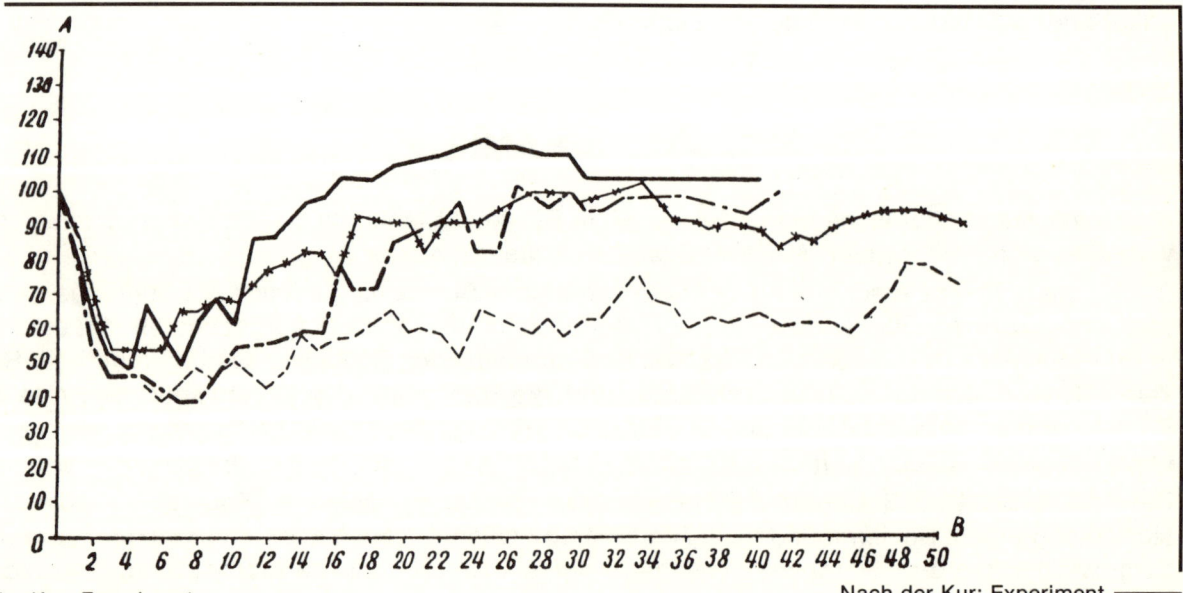

Vor der Kur: Experiment —·—·—·—   Nach der Kur: Experiment ————
Kontrolle ————   Kontrolle x—x—x—x

ANILINVERGIFTUNG

Eine ausgesprochene Berufskrankheit mit schlimmen Auswirkungen. Gerade bei ihrer Bekämpfung sind alle bisher behandelten Patienten von Medizinern der Schule des Prof. Filatow vollständig geheilt worden.

Die Anilinvergiftung ist in ihren Spätfolgen nicht zu unterschätzen. Sie führt zu Asthma und Allergien. Sie kann auch Krebs auslösen.

Wie es der Name hergibt, tritt diese Vergiftung auf bei Arbeiten mit Anilin oder ihren Derivaten durch Einatmen der Dämpfe.

Ganz unbewußt kann man sich diese Krankheit im häufigen Umgang mit dem Einfärben von Pelzen und Lederwaren zuziehen. Symptome sind erhöhter Blutdruck, Reizbarkeit, Magen-Darm-Verstimmungen.

Die Kur mit Aloe-Extrakt ist wie folgt anzuwenden:

Entweder: Täglich 1 x eine Ampulle mit 1 ml unter die Haut injizieren (Oberschenkel) und zwar insgesamt 15 x, ausschließlich in den Morgenstunden!

Oder: 1 x täglich wird über 2 Wochen 20 — 30 Minuten nach dem Mittagsmahl ein Teelöffel Aloe-Saft eingenommen.

ARTERIOSKLEROSE UND ANDERE ALTERSBEDINGTE ERKRANKUNGEN

Die Hochschulmedizin wie auch die Praxis gehen im allgemeinen davon aus, daß Therapien zur Stärkung der körpereigenen Abwehrkräfte und zur Verbesserung des Lebenstonus wenig Aussicht bieten, günstige Veränderungen im vorgerückten und hohen Alter zu bewirken. Das mag für die bisher zu Verfügung stehenden Verfahren zutreffen, gilt aber nicht für die Aloetherapie.

Gerade weil die Konfrontation der Mediziner hierzulande mit dieser in der Tat bahnbrechenden Therapie für Alterserkrankungen und Abnutzungserscheinungen Zweifel laut werden lassen wird, soll an dieser Stelle ausführlich von klinischen Erfahrungen berichtet werden.

Der Alterungsprozeß des Menschen ist gekennzeichnet durch Störungen des Herz- und Kreislaufsystems. Diese Störungen werden hervorgerufen durch Verbrauchs- bzw. Verfallserscheinungen und funktionelle Veränderungen der Herzgefäße sowie durch schwierige Umstellungen der Regulationsmechanismen, die zu einer normalen Blutversorgung der Organe und Gewebe erforderlich sind. So entwickeln sich allmählich die Symptome der Arteriosklerose. Die Anspannungen des gesamten Organismus erhöhen sich und in der Folge tritt eine Senkung der Elastizität der Gefäßwände ein. Damit gehen die ständig zunehmenden Beschwerden der Blutzirkulation einher. Auf Grund der Störungen der zentralen Regulation treten im Zusammenhang mit zunehmender Dickflüssigkeit des Blutes weitreichende Durchblutungsstörungen auf. Bekanntlich werden auch im vorgerückten Alter die Reflexe schwächer, meistens auch die Versorgung der Produktion solcher Hormone wie Insulin, Kortison und Adrenalin gestört. Ebenfalls eingeschränkt wird im Zuge des Alterungsvorganges die Dämpffunktion der Gefäßbahn. Es liegt auf der Hand, daß sich all diese Störungen negativ auf den Arteriendruck auswirken. Im fortgeschrittenen Alter geht die Leistungsfähigkeit des Herzens zurück, es kommt zu Rythmusstörungen der Herzkontraktion und es verschiebt sich das Verhältnis zwischen der Hauptarbeitszeit und der Erholung des Herzens im Sinne einer Verkürzung der Erholungswerte. All die genannten Entwicklungen rufen Sauerstoffmangelerscheinungen hervor. Nach Angaben verschiedener Autoren kommen bei alten Menschen Veränderungen des EKG in bis zu 85 % der Fälle vor. Die EKG zeigen hier komplizierte biochemische Alterserscheinungen von Nerven- und Muskelgewebe des Herzens, die sich in Veränderungen der elektrischen Aktivität der Herzmuskulatur, also des Myokard, ausweisen.

Die gerontologischen Untersuchungen und Forschungen sind daher auf die Zielsetzung gerichtet, den vorstehend aufgeführten Erscheinungen entgegenzuwirken bzw. ihnen vorzubeugen. Therapien müssen demnach die Ursachen für Störungen im Herz- u. Kreislaufsystem angehen. Hierbei spielt die Aloetherapie eine zentrale Rolle. Sie begünstigt die Normalisierung gestörter physiologischer Prozesse im kranken Organismus, sie erhöht die Fähigkeit zur Regenerierung und stärkt die körpereigenen Abwehrkräfte. So konnten Aloe-Präparate bei Degenerationsprozessen erfolgreich von verschiedenen Ärzten verwendet werden. In allen Fällen ist eine spürbare Senkung der erhöhten Cholesterinmenge im Blut erreicht worden. Klinische Beobachtungen an Patienten mit Arteriosklerose der Gliedmaßengefäße bestätigten nach Anwendung der Aloetherapie in allen Fällen eine Verringerung, bei ca. 30 % des Krankenguts sogar ein Verschwinden der Schmerzen in den Gliedmaßen. In vielen Fällen der mit Aloe behandelten Arteriosklerosen konnte die Arbeitsfähigkeit der Patienten wieder hergestellt werden. Ärztlichen Zweiflern kann eine vollständige Dokumentation über die hervorragenden Resultate langjähriger klinischer Behandlungen von Patienten im hohen Lebensalter mit Aloe-Präparaten vorgelegt werden.

Unter Einwirkung der Aloetherapie auf eine Normalisierung des Gefäßtonus tritt auch oft in den Gefäßen der Augen eine günstige Veränderung ein. Von 46 untersuchten älteren Patienten wurde bei 15 ein erhöhter Druck in der Zentralarterie der Netzhaut bei fast normalem Gefäßdurchmesser festgestellt. Bei 10 dieser Patienten normalisierte sich der Druck in der Zentralarterie der Netzhaut nach Anwendung der Aloe-Injektion. Noch deutlicher wurde dieser Effekt nach einer wiederholten Injektionskur mit Aloe-Extrakt. Die behandelnden Ärzte konnten feststellen, daß die Normalisierung des Gefäßdruckes im Auge einherging mit der Normalisierung des gesamten Blutdruckes! Bei Betrachtung der Behandlungsergebnisse nach Aloe-Kuren ist hervorzuheben, daß nicht nur das Herz-Kreislaufsystem eine Normalisierung erfahren hat sondern auch Auswirkungen auf andere funktionelle Systeme des Organismus festgestellt wurden, wozu besonders die Nierenfunktion gehört, die ihrerseits in engem Zusammenhang mit der Tätigkeit des Herzens und der Gefäße steht. So konnten die Ärzte feststellen, daß sich nach Aloe-Therapien eine deutliche Stimulierung der Nierentätigkeit ergibt. Diese stimulierende Wirkung betrifft sowohl die Ausscheidungsfunktionen der Nieren als auch den Blutkreislauf innerhalb der Nieren. Nach der Therapie normalisiert sich die Durchblutung der Nieren. Weiterhin konnte eine Besserung der Stickstoffausscheidungsfunktion bestätigt werden. Interessant ist ein Vergleich: zur Untersuchung der Effektivität der Therapie wurden zwei Altersgruppen zusammengestellt; die eine Patientengruppe umfaßte Personen von 50 bis 59 Jahren, die zweite von 60 bis 74 Jahren. Bei der Gruppe der älteren Patienten war der stimulierende Einfluß größer als bei der jüngeren Gruppe. Bei beiden waren die Therapieerfolge anhaltend.

Die in Aloe enthaltenen Wirkstoffe und zwar die biogenen Stimulatoren gleichen in ihrer komplizierten biochemischen Zusammensetzung der biochemischen Struktur des Organismus und so entsprechen sie der feinchemischen Zusammensetzung der Gehirn-Enzymsysteme, die den Signalaustausch zwischen dem Zentralen Nervensystem und den Organen bewirken. Unter Signalaustausch versteht man die Informationen der Organe an das Zentralnervensystem über Defekte und Mangelerscheinungen und andererseits die Übermittelung der Befehle des Zentralnervensystems an die Organe zur Abwehr und Behebung der Störungen unter Mobilisierung von Immun- und Heilungsmechanismen.

Der vorstehend definierte Wirkungsmechanismus erklärt das ungewöhnlich breite pharmakologische Spektrum und die vielseitige Einwirkung auf die Funkion praktisch aller Organe und Systeme des Organismus. Gerade durch die Verwandtschaft der biogenen Stimulatoren aus Aloe mit biochemischen Strukturen des Organismus besitzen sie eine niedrige Toxizität und sind von Nebenwirkungen fast frei.

Mit dem positiven Einfluß der Aloe-Therapie auf die Verbesserung der Funktionen von Nieren und Nebennieren wird eine Normalisierung der Stoffwechselprozesse erreicht und vor allem das Verschwinden einer ganzen Reihe von Erscheinungen, die durch Vergiftung des Organismus eines unvollständigen Stoffwechsels entstehen.

Hervorstechend ist bei allen älteren Menschen, die der Aloe-Therapie unterzogen wurden, eine nachhaltige Verbesserung des Allgemeinbefindens. Bei ungefähr der Hälfte der Anzahl der untersuchten Patienten wurde eine positive Veränderung im Gefäßtonus und der Herztätigkeit festgestellt; die überwiegende Mehrzahl konnte eine erhebliche Besserung des Befindens in unterschiedlichem Maße nach ein bis vier Kuren bestätigen. Diese Veränderungen im Allgemeinbefinden lassen sich auf eine bedeutende Linderung bzw. auf ein Verschwinden vieler Beschwerden zurückführen, die für eine Altersschwäche des Organismus so charakteristisch sind. Die Ärzte berichten — auf eine Kurzform gebracht — folgende Beispiele:

Schmerzen der Wirbelsäule wurden beseitigt, lästige Schmerzen in den Gelenken verschwinden, Atemnot trat seltener auf, die Darmfunktion wurde aktiviert, Taubheitsgefühl in den Beinen geht zurück, Herzklopfen und stockender Herzschlag treten seltener auf, das Schwindelgefühl verschwindet, der Schlaf normalisiert sich so weitgehend, daß auf Barbiturate ganz verzichtet werden und somit lästige Nebenwirkungen den Patienten erspart werden können. Bei diesen Ergebnissen der Therapie steigerte sich die geistige Aktivität und die Arbeitsfähigkeit, bei einem Teil der Patienten konnte die Sexualfähigkeit wiederhergestellt werden. Charakteristisches Ergebnis der Therapie ist eine erweiterte und verstärkte Motivierung im Sinne des Lebensinteresses der älteren Menschen. Es ist mithin dringend zu empfehlen, die Aloe-Therapie in die Geriatrie, also die Behandlung von altersbedingten Leiden, einzuführen. Dies würde eine Humanisierung der Behandlungsmöglichkeiten und eine erhebliche Kostendämpfung im Gesundheitswesen erreichen, wenn man die Auswirkungen richtig bedenkt. Viele Patienten, die heutzutage auf Dauerpflege und stationäre Versorgung angewiesen sind, könnten bei rechtzeitig einsetzender Therapie vor einem hoffnungslosen Zustand lange bewahrt und bei nicht zu vermeidenden Alterserscheinungen unter Beibehaltung ihres Lebens-Mittelpunktes ambulant behandelt werden. Aloe-Therapie bedeutet also im Endeffekt für den Einzelnen die Erhaltung der Lebensqualität und für das Gemeinwesen einen günstigen Einfluß auf die Kosten des Gesundheitsapparats.

Natürlich kann man nicht verschweigen, daß die Therapie mit Aloe unterschiedliche Resultate zeigt: Dauer und Beständigkeit der Heilerfolge sind unterschiedlich; sie hängen im bedeutenden Maße vom Ausgangszustand der Gesundheit des Patienten ab.

Wenn zum Beispiel ein durch Schlaganfall gelähmter Patient unter Einwirkung einer Aloe-Therapie behandelt wird, wird die Lähmung selbst nicht aufgehoben werden können. Jedoch wird eine Stärkung der Abwehr und die Mobilisierung sämtlicher Überlebenskräfte erreicht werden können. Ergeben sich jedoch bei einem Erkrankten Dispositionen oder gar Anzeichen für Schlaganfälle, wie es als Vorbote das sogenannte »Schlägle« ist, so wird eine rechtzeitige Injektionskur und Aloe-Extrakt den Schlag lange verhindern.

Ein positiver Effekt tritt meist schon nach der ersten und besonders ausgeprägt nach der zweiten Injektionskur ein. Eine dritte und vierte Kur war weniger ausschlaggebend. In den Perioden zwischen den Kuren verschlechterte sich das gute Befinden etwas, allerdings sehr selten ging es bis zum Ausgangsniveau zurück.

Allgemein kann gesagt werden, daß sich unter dem Einfluß von Aloe-Präparaten das Wirkungsoptimum einiger Enzyme erweitert und verschiebt. Die Aktivität der Enzyme wird verstärkt. Es verstärkt sich die Gewebeatmung sowie die Aktivität der Enzymsysteme des Herzgewebes! Weiterhin konnte festgestellt werden, daß Aloe-Präparate die reflektorische Erregbarkeit und die Ansprechbarkeit des Organismus auf einige Arzneimittel erhöhen, besonders auf die Wirkung des Adrenalins, also des charakteristischen Erregungsmittels des sympathischen Systems. Dr. Arjajew, ein bedeutender Arzt aus der Schule von Professor Filatow, formuliert diese Erkenntnisse so:

»Die Steigerung der Anpassungs- und Abwehrkräfte des Patienten durch die Aloe-Therapie erlaubt es, die spezifisch gerichteten Arzneimittel mit größerer Effektivität anzuwenden.«

Andere Ärzte haben feststellen können, daß die Verabfolgung einer Aloe-Injektionskur einen gefäßerweiternden Effekt hervorruft und die reflektorische Reaktion des zentralen Regulationsapparates des Gefäßtonus erhöht; dieser Effekt ist für den alternden Menschen gar nicht hoch genug einzuschätzen, wenn man an das Heer der Gefäßerkrankten und ihre erheblichen Behinderungen denkt.

Auch bei Patienten im hohen Lebensalter zeigt eine ganze Reihe von experimentellen Beobachtungen den stimulierenden Einfluß der Aloe-Therapie auf die Funktion der Bauchspeicheldrüse, der Schilddrüse und der Nebennierenrinde. Gerade die Funktion dieser endokrinen Drüsen ist im Alter häufig krankhaft verändert.

Besonders die positive Beeinflussung der Funktion der Gewebeblutversorgung wirkt sich günstig auf den Charakter und die Intensität des Alterungsprozesses aus.

Wenn die Aloe-Therapie im Zusammenwirken mit einer vernünftigen Ernährungsweise, die auf Zufuhr von Vitaminen und Mineralausgleich achtet, verbunden wird, kann der Allgemeinstatus älterer Menschen und damit ihr Lebensgefühl positiv beeinflußt werden.

Die Erfahrungen zeigen, daß gerade bei älteren Menschen die Dosierung der Injektion und die Pausen zwischen den Kuren individuell gestaltet werden müssen. Die Dosis für ältere Menschen und besonders für Greise muß geringer sein im Vergleich zur Dosis bei jüngeren Menschen. Der Arzt sollte also die Dosis individuell bestimmen.

An dieser Stelle soll nun eine Grundregel gegeben werden:

1. Für Patienten bis zum 55. Lebensjahr:

Die Injektionen mit Aloe-Extrakt werden 30 Tage lang einmal täglich eine Ampulle gleich 1 ml subkutan (Oberschenkel) eingespritzt. Danach erfolgt eine injektionsfreie Phase von 30 Tagen. Hierauf folgt der zweite Kurabschnitt von abermals 30 Tagen = einmal täglich eine Injektion in gleicher Anwendung wie vorstehend.

2. Für Patienten über 55:

In einem Zeitraum von 50 Tagen wird jeden zweiten Tag eine Ampulle mit 0,5 ml Aloe-Extrakt unter die Haut (subkutan) des Oberschenkels injiziert (insgesamt 25 Injektionen). Danach erfolgt ein Intervall von 25 Ruhetagen. Alsdann folgt eine zweite Kurphase von 15 Injektionen nach folgender Vorschrift: an den ersten drei Tagen wird jeweils eine Ampulle von 0,5 ml unter die Haut gespritzt, vom vierten Tag an wird jeden zweiten Tag eine Injektion jeweils wie vorstehend verabfolgt.

SALBE GEGEN ARTHRITIS

Es gibt viele Formen der Arthritis, einer Gelenkentzündung, die vornehmlich auf Störungen des Harnsäurewechsels zurückzuführen ist. Die Beschwerden treten in Schüben mit den Anzeichen eines Gelenkrheumatismus auf. Der Schub wird durch Aufregung, Infektionen, Erkältungen, ständigen Erregungszuständen und nervlichen Dauerbelastungen ausgelöst.
Es wird folgende Therapie empfohlen:

Auftragen einer Aloe-Salbe bei leichter Einreibung der betroffenen Stellen.

Vermeidung einer zu opulenten Ernährung, kein Alkohol- und Nikotingenuß, viel Frischkost, Obst und Gemüsesäfte, sowie 3 x täglich Birkensaft aus Apotheke, Reformhaus oder Drogerie in entsprechender Anwendung nach Packungsbeilage. Gerade der Birkensaft hat die Wirkung, Harnsäure auszuscheiden.

ASTHMA BRONCHIALE

Eine Volkskrankheit der Hochzivilisation! Asthma bronchiale — wie schnell denkt man dabei an eine verschleppte oder chronische Bronchitis. Sicher, das trifft in vielen Fällen zu. Aber das ist nicht die ganze Skala! Wir denken zu wenig bei allen Krankheiten an eine ganz andere Ursache: Nämlich durch psychische negative Erfahrungen im täglichen Leben werden wir somatisch krank. Das kann auch für Asthma bronchiale gelten. So wie wir von der Psyche, von der Konstitution, vom Erbgut her disponiert sind, so brechen Krankheiten über uns herein: ständige Erregungen, Lebensangst, Dauerstreß, Unzufriedenheit schlagen sich dort organisch nieder, wo die Organismen schwächer disponiert sind. Das ist bei dem Einen der Magen, so entstehen aus einer Magenschleimhautentzündung Geschwüre, es treten Zwölffingerdarmgeschwüre auf, bei anderen wieder ist es die Blase, sind es die Nerven, bei wieder anderen Akne, aber bei vielen ist es eben Bronchialasthma.
Diese sogenannte neuropathische Komponente beruht auf hoher Erregbarkeit der Persönlichkeit. Es liegt auf der Hand, daß die Therapie mit einem Wirkungsmechanismus über das Zentralnervensystem angegangen werden muß, wofür Aloe-Extrakt-Kuren, die entsprechend einwirken, ideal sind. Viele Mediziner haben diese neuropathische Komponente der Bronchial-Asthma-Erkrankung gar nicht erkannt, oft wird nur das Symptom behandelt, aber nicht die Krankheitsursache selbst, und die Leiden begleiten den Patienten lebenslang.
Selbstverständlich gibt es auch die anatomische Komponente, also die vorausgegangene Erkrankung an Bronchitis mit chronischem Verlauf oder die allergische Basis, die durch Einatmen von Staub, Bettfedern, Tierhaaren, Schimmelpilzen, chemischen Medikamenten gegeben ist und die typischen Asthma-Anfälle auslöst. Aber ebenso kann der Auslöser das psychische Aufarbeiten von Lebensproblemen

und Tagessorgen während der versuchten Nachtruhe sein. Wenn man bedenkt, wieviel mehr wir alle durch die Umweltprobleme solchen allergischen Faktoren ausgesetzt sind, daß unsere Kinder durch diese verschärften Umweltbedingungen früh gefährdet werden, muß man sich glücklich schätzen, nunmehr eine Therapie gefunden zu haben, die dieser quälenden Krankheitsform entgegenwirkt. Die schweren Asthmaanfälle können eine Herzinsuffizienz auslösen, sie schränken die Arbeitsfähigkeit des Erkrankten ganz erheblich ein.

Sämtliche Aloe-Therapien haben bisher nachweisbar mindestens den Erkrankungsprozeß zur Stagnation, bei wiederholten Kuren zur Heilung gebracht, wenn auch die Angaben zur Lebensweise beachtet und die psychischen Ursachen erfolgreich angegangen werden.

Es wird folgende Therapie vorgeschlagen:

---

1. An den ersten 5 Tagen wird täglich 1 x in den Morgenstunden eine Ampulle von 1 ml unter die Haut (Oberschenkel) injiziert. Vom 6. bis einschließlich 15. Tag an wird eine Injektion von 1 ml jeden zweiten Tag eingespritzt. Hierauf folgt ein Intervall von 15 Tagen. Danach werden 20 Injektionen verabfolgt, jeden zweiten Tag 1 Ampulle von 1 ml.
   Nach 1 Jahr ist die Kur zu wiederholen.

   Bei Kindern mit Erkrankung an Asthma bronchiale auf allergischer Grundlage oder bei Krupp bzw. auch bei Grippekrupp, Masern- und Diphteriekrupp gilt folgende Regel:

   An den ersten drei Tagen wird täglich eine Injektion von 0,5 ml unter die Haut (Oberschenkel) eingespritzt, vom 4. bis einschl. 15. Tag jeden 2. Tag eine Injektion von 0,5 ml. Danach 10 Tage Pause. Hierauf sollen in einem Zeitraum von 30 Tagen insgesamt 15 Spritzen verabreicht werden, jeden 2. Tag eine Injektion. Eine Wiederholung nach 1 Jahr sollte nicht notwendig sein.

2. Starke Einbeziehung von Rohkostdiät in die Ernährung, damit Stärkung der Schleimhäute durch Vitamine

3. Sind die Mandeln vorhanden, sollten sie abgesaugt und ausmassiert werden

4. Brustkorbmassagen

5. Lungenkrauttee morgens, mittags und abends mit einem Löffel Bienenhonig (bevorzugt Thymian- oder Eukalyptushonig)

6. Vermeidung von Alkoholmißbrauch, Rauchverbot

7. Der Patient muß psychologisch in seinem Selbstbewußtsein wiederaufgebaut werden. Der Bronchialasthmatiker ist stets ein Patient, der entmutigt ist und erhebliche Anpassungsschwierigkeiten hat. Daher ist sein Selbstvertrauen zu stärken, er muß sich vertrauensvoll aussprechen können und entspannen.

AUGENKRANKHEITEN

ÄGYPTISCHE AUGENKRANKHEIT

Die sogenannte Körnerkrankheit, wissenschaftliche Bezeichnung **Trachom** oder auch Conjunctivitis granulosa, ist anzeigepflichtig. Diese sehr ernst zu nehmende »ägyptische Augenkrankheit« ist eine infektiöse, außerordentlich hartnäckige, auch chronische Bindehautentzündung.

Im frischen Stadium, beginnend mit Folikelbildung, Trachom-Körnern (Trachom aus dem griechischen heißt »rauh«), später Miterkrankung des Tarsus, das heißt der Bindegewebsplatte des Augenlides und sulzige Schwellung, im Spätstadium Narbenbildung mit Schrumpfung der Augenbindehaut. Fast jedes länger bestehende Trachom greift auf die Hornhaut über. Jedes Trachom kann zur Blindheit führen.

Gegen diese gefährliche Erkrankung gibt es nun endlich ein natürliches Heilmittel.

Es wird Aloe-Extrakt zur subkutanen Injektion wie folgt angewandt:

Das Päparat, eine wäßrige Lösung in Ampullen von 1 ml für Erwachsene, wird am besten am Oberschenkel 1 x täglich des abends unter die Haut gespritzt, also nicht intravenös oder intramuskulär sondern subkutan, technisch vergleichbar den Spritzen der Diabetiker. Es ist eine Spritzenserie von 30 Injektionen zu empfehlen.

Sollte danach die Krankheit nicht vollständig abgeklungen sein, so ist nach einer Ruhezeit, einem Intervall von 30 Tagen, mit einer zweiten Kur von weiteren 30 Spritzen, täglich 1 x 1 ml fortzufahren.

Kinder ab 5. Lebensjahr erhalten jeden 2. Tag eine Injektion von 0,5 ml, bis 16 — 20 Injektionen erreicht sind. Bei einer hartnäckigen Erkrankung des Kindes kann ebenfalls eine zweite Kurphase nach einer Ruhepause von 30 Tagen verordnet werden, die im gleichen Rhythmus abläuft wie die erste Serie. — Während der Behandlung ist das Augenbad in warmen Kamille-Tee oder auch in Fencheltee zu empfehlen. Es muß der Grundsatz peinlichster Sauberkeit beachtet werden.

ENTZÜNDUNG DER ADERHAUT DES AUGES

Diese Krankheit nennt man wissenschaftlich Chorioiditis. Die Entzündung ist am Augenhintergrund zusehen. Meist geht sie einher mit der Netzhautentzündung. Entstehungsursache ist oft eine Infektion (Toxoplasmose) durch Genuß infizierten Fleisches, roher Eier sowie durch akut kranke Haustiere.

Eine bewährte Therapie enthält die Vorschrift, wie sie vorstehend bei fortschreitender Kurzsichtigkeit (Myopie) angegeben ist.

AUGENLIDRANDENTZÜNDUNG

Diese Erkrankung, wissenschaftlich als Blepharitis bekannt, tritt häufig auf. Allgemein wird die Lidrandentzündung als eine Seborrhöe der Augen (krankhaft veränderte Absonderung der Talgdrüsen) aufgefaßt. Nicht korrigierte Fehler in der Lichtbrechung können die Ursache sein. — Die Symptome sind Juckreiz, Rötung und leichte Schwellung der Augenlidränder. Es beginnt oft mit kleinen Schuppen am Wimperngrund. Bei Nichtbehandlung kann es sein, daß kleine Abszesse und Geschwüre auftreten. Also die kleinen Schuppen an den Wimpern nicht einfach als Schönheitsfehler übersehen!

Therapievorschlag für Erwachsene:

Eine Aloe-Emulsion (Emulsum Aloes, vgl. besonderer Abschnitt) täglich zweimal — morgens und abends — auf die befallenen Augenlider sanft einreiben.

In heftiger verlaufenden Krankheitsbildern ist eine Injektion mit Aloe-Extrakt geraten und zwar wie folgt:

In den ersten 9 Tagen wird jeden zweiten Tag eine Injektion verabreicht, in den nächsten 9 Tagen erfolgt eine Injektion von 1 ml Aloe-Extrakt tägl. (insgesamt 14 Spritzen in 18 Tagen).
Danach müßte der Behandlungserfolg eingetreten sein.

Da Aloe-Extrakt grundsätzlich die Augennerven stärkt und die Sehfähigkeit erhöht — der Autor kann aus eigener praktischer Erfahrung, selbst bei Patienten von über 70 Jahren von einer Erhöhung der Sehfähigkeit von 60 auf 90 % berichten — hat eine Kur mit Aloe-Extrakt neben der spezifisch gerichteten Heilwirkung eine allgemeine Stärkung des Zentralnervensystems und der organischen Leistungsfähigkeit zur Folge. Dennoch müssen die **Therapie-Vorschriften genau eingehalten werden, da eine Übermedikation**, wie sonst auch, **schädliche Wirkungen hervorruft**. Nach Beendigung der ersten Kurphase tritt ein spritzenfreies Intervall von 30 Tagen ein. Danach wird in den gleichen Abständen wie in der ersten Kurperiode eine zweite Injektionsreihe mit insgesamt 15 Spritzen angeschlossen.

Die Therapie sollte ergänzt werden durch Rohkosttage, wobei hauptsächlich an Pampelmusen zu denken ist, die eine blutdrucksenkende Wirkung haben. Gut geeignet sind aber auch zur Ergänzung der Rohkost Kiwifrüchte und die Melonenart Papaya. Eine angemessene Ergänzung der Therapie sind Knoblauchtabletten, die man im Reformhaus oder in der Apotheke erhält.

BINDEHAUTENTZÜNDUNG

Der wissenschaftliche Name der Krankheit ist Conjunktivitis.

Man unterscheidet die akute einfache Bindehautentzündung, den Bindehautkatarrh, von der chronischen Bindehautentzündung. Beim akuten Katarrh ist das Symptom die geradezu stürmisch verlaufende Rötung und Schwellung verbunden mit starken Absonderungen. Bei der chronischen Entzündung tritt dagegen kein Ödem auf, die Absonderungen sind geringer. Durch die Wucherung der Papillarkörper erhält (nach Römer) die Krankheit das Aussehen von geschorenem Samt.

Ursachen der Erkrankung der akuten Bindehautentzündung sind Staub, zugige Luft, Kälte, eingedrungene Fremdpartikel, Rauch.

Bei der chronischen Bindehautentzündung ist die Hauptbedingung ein schlechter Allgemeinzustand des Patienten mit Neigung zu Katarrhen, chronisch kalten Füßen, das Tragen nicht mehr passender Brillenglasstärken, chronische Entzündung der Nasenschleimhaut sowie auch Tränensackerweiterungen. Veranlaßt wird die Erkrankung durch die gleichen Auslöser wie der akute Bindehautkatarrh.

Wir kennen auch bei Kindern eine besondere Form der Bindehauterkrankung, nämlich den Frühjahrskatarrh, der durchaus ernst zu nehmen ist und bei Verschleppung oder ungenügender Behandlung chronisch werden kann.

Es gibt darüberhinaus eine Spielart der Krankheit auf tuberkulöser Grundlage. Sie ist auf Drüsentuberkulose zurückzuführen. Hier bilden sich in der Bindehaut schlaffe Geschwüre, die quarkweiß belegt sind. In der Folge kann eine Schrumpfung der Bindehaut eintreten.

Gegen alle Formen der Bindehautentzündung wird die Kur mit Aloe-Extrakt wie folgt angewandt:

---

1. Einfache Bindehautentzündung, Bindehautkatarrh bei Erwachsenen

Der Extrakt, in Ampullen zu 1 ml, wird jeden zweiten Tag, 1 x täglich morgens oder abends, unter die Haut — am besten Oberschenkel gespritzt. Die Applikation von 15 Spritzen müßte ausreichen. Es empfehlen sich während und nach der Krankheit noch einige Zeit Fencheltee- oder Kamillenteebäder. Der Autor gibt Fenchel dabei den Vorrang.

2. Chronische Bindehautentzündung bei Erwachsenen

Es wird geraten, täglich 1 x (morgens oder abends) den Inhalt einer Ampulle von 1 ml unter die Haut — am besten Oberschenkel-Injektion — zu spritzen und diese Kur 16 x anzuwenden.
Bei erfolgreichem Verlauf ist die Behandlung damit abgeschlossen. In hartnäckig-chronischen Fällen kann eine zweite Kurphase nach einer Ruhezeit von 30 Tagen mit abermals 16 Injektionen angeschlossen werden.

3. Skrofulöse Bindehautentzündung auf tuberkulöser Grundlage bei Erwachsenen

Die Injektionskur mit Aloe-Extrakt beträgt hier 30 Tage, d. h. in der ersten Behandlungsphase wird täglich 1 x vor dem Schlafengehen eine Ampulle mit 1 ml verabfolgt. Nach einem Ruhe-Intervall von weiteren 30 Tagen wird die 2. Kurphase von 30 Spritzen, täglich 1 Ampulle zu 1 ml, angeschlossen. Damit ist dann auch die Ursache der tuberkulösen Entstehung in den meisten Fällen beseitigt. Da Aloe-Extrakt in seinem Wirkungsmechanismus über das Zentralnervensystem die körpereigenen Abwehrkräfte des Patienten stärkt, ist das Immunsystem besonders gegen solche Erkrankungen gefestigt. Als ergänzende Therapie und zur Nachbehandlung sind Ganzkörper-Sonnenbäder (keine Solarien) wichtig!

4. Bindehautentzündung bei Kindern

Es genügt in den meisten Fällen zum Abklingen der Krankheit eine Kur von 15 Injektionen subkutan (Oberschenkel) in Ampullen zu 0,5 ml bei Applikation von 1 Spritze vor dem Schlafengehen jeden 2. Tag, so daß nach 30 Tagen die Behandlung abgeschlossen ist. Nur bei Kindern **über 5 Jahren** anzuwenden.
Gerade auch bei Kindern ist ratsam, Fenchelbäder täglich zu verabfolgen, wobei darauf zu achten ist, daß gut warmer Fencheltee verwendet wird.

DER FUCHS'SCHE FLECK

Dieses Augenleiden ist recht unangenehm. Es handelt sich um einen schwarzen Fleck in der Makula. Er entsteht durch Kurzsichtigkeit infolge mechanischer Veränderungen, also bei Dehnungs-Atrophie (-schwäche) mit Zerreissungen sowie durch Blutungen.

Das zentrale Sehen ist als Folge außerordentlich stark herabgesetzt. Es kann in schweren Fällen eine völlige Erblindung eintreten.

Die Krankheit wurde benannt nach dem Wiener Augenarzt Ernst Fuchs (1851 — 1930).

Die Augenheilkunde hat insbesondere bei Personen im vorgeschrittenen Alter keine Heilungsmöglichkeiten anzubieten.

Im Jahr 1983 sprach in Berlin eine Dame des Jahrgangs 1911 beim Autor vor, die durch ihren Lebensgefährten von der Aloe-Forschung der Arbeitsgemeinschaft Grundlagenforschung für biologische Medizin gehört hatte und insbesondere wußte, daß eine Zielrichtung dieser Forschung die Augenheilkunde war. Sie hatte auch aus einem Gespräch aufgefangen, daß zu dem Institut des Prof. Filatow in Odessa wahre Pilgerströme aus aller Welt kommen, um Augenkrankheiten heilen zu lassen, für die in der westlichen Schulmedizin keine Therapien bekannt sind.

Die Forscher wollten dieser Dame helfen. Ihr zentrales Sehen war so eingeschränkt, daß sie z. B. Geschirr glatt neben den Tisch stellte; abgesehen von derartigen unliebsamen Folgen der Erkrankung ist eine derartige Sehbehinderung eine ständige Nervenbelastung, der die Immunkräfte gerade im vorgeschrittenen Alter nicht gewachsen sind. Schwächen sich aber die körpereigenen Abwehrkräfte weiter, kann eine Erblindung des erkrankten Auges eintreten.

Die Patientin war zu dieser Zeit in Behandlung bei einer erfahrenen Augenärztin, die ihrerseits ratlos war und sie an eine international bekannte Kapazität auf dem Gebiete der Universitätsmedizin verwies. Auch dieser Fachspezialist hatte keine Therapie. Als die Patientin auf Prof. Filatow und neue Erkenntnisse hinwies, bedauerte der Ophtalmologe, nicht helfen zu können. Er hatte zwar mit Filatow zusammengearbeitet und schätzte diesen berühmten Augenarzt, wußte aber nicht, daß inzwischen der deutschen Gruppe der Wirksamkeitsnachweis für die Aloe-Therapie gelungen war. Bei Patienten mit einem Lebensalter über 60 Jahren sah er keine aussichtsreiche Therapie und gab der Patientin das Material ohne Behandlung zurück. Den Fuchs'schen Fleck, den auch die Augenärztin zuvor zutreffend diagnostiziert hatte, bestätigte auch er. Die Diagnose war richtig. Der Patientin gab das keine Hilfe.

Sie beschloß aufgrund der Erfahrungen, die den Berliner Wissenschaftlern zugänglich waren, sich selbst mit dem biostimulierten Aloe-Extrakt zu helfen. Die Patientin war verzweifelt über ihre Krankheit und die daraus resultierende Einschränkung ihrer Lebensgestaltung, aber sie verzagte nicht. Sie ist eine konsequente, in früher leitenden Stellungen berufserfahrene energische Persönlichkeit, die auch tapfer andere Leiden durchgestanden hatte. Sie injizierte sich die Aloe-Kur selbst wie folgt:

30 Tage lang täglich eine Injektion subkutan (unter die Haut der Oberschenkel) — 1 ml — in den Morgenstunden bei anschließender kurzer Ruhe. Nach Abschluß der ersten Kurphase von 30 Tagen ein Ruhe-Intervall von weiteren 30 Tagen. Danach Durchführung der zweiten 30-tägigen Kurphase mit wiederum 1 x täglicher Injektion von je 1 ml in den Morgenstunden.

Die Resultate waren eine große Überraschung:

1. Tag: Erstverschlimmerung: der schwarze Fleck wurde größer
2. Tag: nahezu unveränderte Erstverschlimmerung
3. Tag: Wandern des Fuchs'schen Flecks
vom 4. Tag an: langsame Auflösung des schattenhaften Flecks, der bis zum 30. Tag nicht wiederkommt.

Als weitere Wirkung trat eine fortschreitende Verbesserung des Sehvermögens und des Allgemeinbefindens ein.

Nach Ende des ersten Kurabschnitts von 30 Tagen, also in dem Ruheintervall, trat der Fleck ganz kurz einige Male wieder auf und zwar in den Morgenstunden. Nach Beendigung der 2. Kurphase von 30 Tagen ist er ganz verschwunden und bei Redaktionsschluß, also fast 2 Jahre nach der Kur, nicht wieder zurückgekehrt.

Bemerkenswert ist, daß sich nach Kurschluß die Sehfähigkeit der Patientin, die zur Zeit der Applikation immerhin 72 Jahre alt war, von 60 % auf 90 % erhöht hat.

6 Monate nach Beendigung der Therapie trat wieder eine altersbedingte geringfügige Verschlechterung der Sehfähigkeit ein, wobei zu bemerken ist, daß die aktivitätsgewohnte Patientin ihre Arbeitskräfte innerhalb eines großen Haushaltes aufs kräftigste strapazierte, sich also — was zu empfehlen wäre — keine Schonung oder »Kürzertreten« auferlegte.

Aus dieser Erfahrung folgt aber auch, daß die Therapie bei einem fortgeschrittenen Abnutzungs- oder Alterungsprozeß nach einem Jahr wiederholt werden sollte. Das kann man bis zu 4 x in den Folgejahren fortsetzen.

1 Jahr ca. nach der ersten Kur entschloß sich die Probandin zu einer zweiten Kur. Ihr Allgemeinbefinden verbesserte sich und die Sehfähigkeit konnte auf dem bisherigen Niveau gehalten werden. Am wichtigsten aber ist, daß der Fuchs'sche Fleck, dieser irritierende, gefährliche schwarze Schatten nicht mehr aufgetaucht ist. Die Patientin ist geheilt und braucht auch nicht die teure Kur nach Odessa anzutreten.

DER GRAUE STAR

Der Graue Star oder Katarakt ist eine Trübung der Linse. Meist tritt diese Trübung erst nach dem 60. Lebensjahr auf. Sie entwickelt sich vom Rand her und überzieht nach und nach die ganze Linse. Damit entstehen fortschreitende Sehstörungen, die Bilder verschwimmen mehr und mehr. Schließlich kann der Erkrankte nicht mehr Hell und Dunkel unterscheiden.

Die Tatsache, daß die Erkrankung im vorgeschrittenen Lebensalter auftritt, gibt zu erkennen, daß die Ursache in einer allgemeinen Schwäche, dem Nachlassen der Kräfte der Nerven, vor allem einem Defizit an Provitamin A und C entspringt, oftmals auch die Folge lebenslanger einseitiger Ernährung ist. Andere Ursachen können Diabetes, Verletzungen des Auges, angeborene Trübungen sein.

Die Kur mit Aloe-Extrakt wird auf jeden Fall einen Stillstand der Erkrankung bewirken können, vor allem zu einer Stärkung der körpereigenen Abwehr, zur Revitalisierung und zur Stärkung der Augennerven und Erhaltung der Sehfähigkeit führen. Und das ist schon viel. Die Injektionskur lohnt also auch hier für den Kranken. Sie vollzieht sich wie folgt:

---

30 Tage lang eine Ampulle mit 1 ml Inhalt subkutan in den Oberschenkel injizieren. Danach das übliche Intervall von 30 Tagen eintreten lassen. Dann wieder 30 Tage lang täglich 1 x die Injektion wiederholen. Gleichzeitig die Ernährung umstellen auf salzarme Kost! Wesentlich ist die Zufuhr von Vitamin C und A. Dazu zählen alle Citrusfrüchte und Kiwi. Die Anwendung von Karottensaft und der Verzehr roher Karotten aus biologischem Anbau (Reformhaus). Auch der häufige Verzehr von Tomaten ergänzt die Apfelsinen-, Kiwi- und Pampelmusen-Ernährung in idealer Weise. Die Aloe-Kur sollte schon einsetzen, wenn im Alter von 40 — 50 Jahren die ersten Sehstörungen auftreten und somit die Vorboten des grauen Star eintreffen. Mit einer Kurwiederholung bis zu 3 x, also über 4 Jahre bei gleichzeitiger Umstellung der Ernährung auf pflanzliche Kost, jedenfalls überwiegend, kann man die Erkrankung an Grauem Star vollständig verhindern.

Die Operation ist nicht die Lösung. Denn sie bringt ohnehin nur eine partielle Wiederherstellung der Sehkraft mit Hilfe der bekannten Starbrille.

Übrigens soll der Apostel Thomas, bevor er seine Indien-Mission unternahm, auf der jemenitischen Insel Sokotra eine Methode der arabischen Medizin übernommen haben, aus der dort gedeihenden Sokotra-Aloe, einer der wertvollsten Pflanzen der Aloe-Familie, den Star mit Hilfe einer Frischsaftzubereitung zu heilen. Er gab vielen Alten das Augenlicht wieder. Auch später in Indien.

DER GRÜNE STAR

Grüner und Grauer Star sind von den Ursachen her zwei ganz verschiedenartige Krankheiten. Der Grüne Star, wissenschaftliche Bezeichnung GLAUKOM, wird durch eine krankhafte Steigerung des Drucks im Augeninneren bewirkt. Die Folge sind schwere Schäden für den Sehnerv und die Netzhaut. Die Krankheit kann zur völligen Erblindung führen. Wichtig ist es, auf die Vorboten des Grünen Star zu achten. Hier einige wichtige Symptome:

Sehen von Regenbogenfarben, alle Gegenstände werden wie durch eine Rauchwand gesehen, oder man glaubt, durch eine Nebelwand sehen zu müssen, die Lichtreaktion wird träge, die Pupillen erweitern sich. In der Akutphase sind Sehstörungen charakteristisch, das Gesichtsfeld wird konzentrisch eingeschränkt. Bei Drucksteigerung treten quälende Schmerzen auf, die zumeist über den ganzen Kopf ausstrahlen und oft mit Brechreiz, Übelkeit verbunden sind. Die Verschlechterung des Sehvermögens wird hochgradig bis zur Unfähigkeit, Hell und Dunkel zu unterscheiden. Die Krankheit tritt im entwickelten Stadium anfallsweise auf. Die Ursachen können in anderen Augenerkrankungen liegen wie Regenbogenhautentzündung, Linsenverlagerung, Reizung des Strahlenkörpers, Geschwulstbildungen des Augapfels, Verschluß des Kammerwinkels oder sie sind eine Nervenerkrankung.

Nunmehr kann den Augenärzten ein Mittel in die Hand gegeben werden, das eine wesentliche Verbesserung im Krankheitsverlauf und völlige Heilung ohne operative Eingriffe bringt.

Die Aloe-Extrakt-Kur wird hier wie folgt angewendet:

Die Gesamtkur für Erwachsene erstreckt sich über 3 Monate:

In der 1. Phase wird täglich eine Spritze mit 1 ml Extrakt in den Oberschenkel injiziert und zwar 30 Tage lang hintereinander. Darauf folgt ein Intervall von 30 Tagen ohne Injektion. Hierauf setzt wiederum die Injektionsserie von weiteren 30 Spritzen à 1 ml im Zeitraum von 30 Tagen ein.

Diese Kur wird nach 1 Jahr wiederholt. Die Krankheit, deren Verlauf im 1. Jahr günstig beeinflußt ist und einen Stillstand erbringt, wird im 2. Jahr voll ausgeheilt sein.

Gerade bei dieser schweren Augenerkrankung ist es dringend notwendig, eine salzarme Obst- und Rohkost in den Mittelpunkt der Ernährung zu stellen. Es ist darauf zu achten, daß die Flüssigkeitszufuhr eingeschränkt wird. Regelrechte Durstkuren sind hilfreich bis der Druck wieder normalisiert ist. Während der akuten Glaukomanfälle ist Bettruhe unerläßlich. Das Auge muß gekühlt werden. Seine Bezeichnung hat der Grüne Star durch einen grünlichen Schimmer der Pupille, im Gegensatz zum grauen Star, der weißlich-grauen Schimmer der Pupille - anstatt schwarz - zeigt.

Aloe-Extrakt-Injektions-Therapie bei GRÜNEM STAR (GLAUKOM)

a) Vor der Behandlung   b) nach 11 Injektionen   c) nach 35 Injektionen

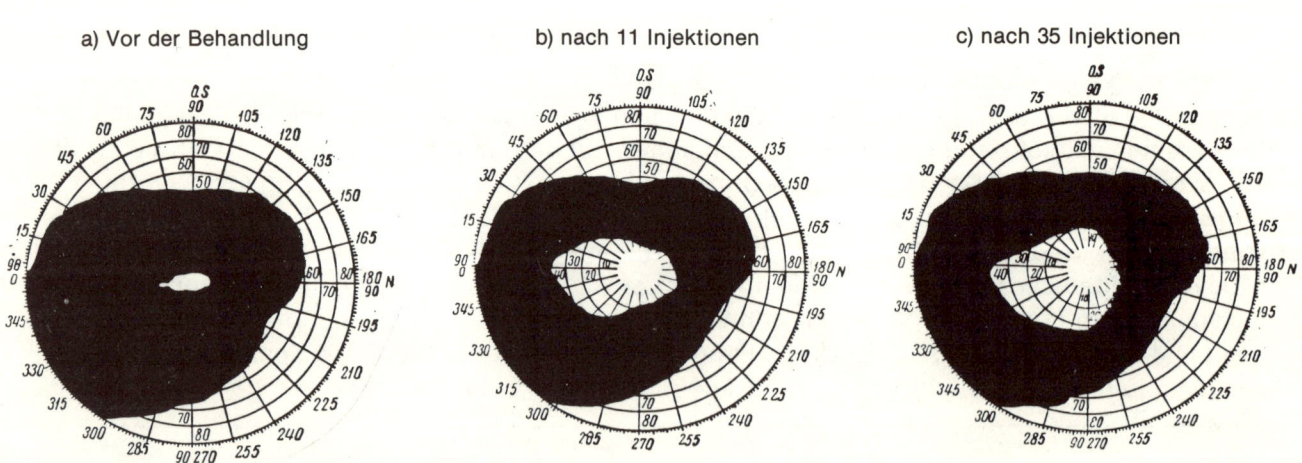

Die Abbildungen zeigen die Veränderungen des Sehfeldes eines Patienten mit Grünem Star vor und nach der Aloe-Behandlung

Die weitgehende Beschattung des Sehfeldes wird im Beispielsfall bereits nach kurzer Behandlungsdauer entscheidend vermindert!

HORNHAUTENTZÜNDUNG DES AUGES

Es gibt viele Formen der Hornhauterkrankungen. Für alle gibt es nun erstmals im Westen zugängliche Therapien, die sich an der Augenklinik in Odessa, die heute den Namen des Augenarztes Prof. Filatow führt, mit überzeugenden, konstanten Heilungserfolgen bewährt und harte klinische Tests bestanden haben.

Sehr unterschätzt wird die sogenannte Keratitis fasciculosa, eine Form der Hornhautentzündung, die auf Stoffwechselstörungen der Hornhautoberfläche zurückzuführen ist und durch das Enstehen kleiner Kalkplättchen festgestellt wird.

Die Entzündungen tieferer Hornhautschichten hat in vielen Fällen eine tuberkulöse Basis. In den meisten Fällen aber ist die Erkrankung auf angeborene Syphilis zurückzuführen.

Weit verbreitet ist die entzündliche, oberflächliche Hornhauttrübung. Sie kann mannigfache Ursachen haben:

verschleppte Bindehautentzündungen, Tuberkulose, Skrofulose, vor allem auch Verletzungen. Die Symptome sind Tränenträufeln, Lichtscheu, Blutgefäßeinwucherung.

Häufig tritt auf: die blasenförmige, oberflächliche Hornhautentzündung. Sie ist auch unter der Bezeichnung Herpes corneae bekannt.

Der Verlauf ist sehr langwierig. Es kann auch zu Hornhautgeschwüren kommen. Die Entzündung führt zur Bildung kleiner Bläschen, die durch einen Riß miteinander verbunden sind.

In neuer Zeit tritt die Hornhautentzündung nach Virusinfektionen recht häufig auf. Auch nach Traumen ist eine Hornhautentzündung möglich. Eine geradezu zivilisatorische Form ist die sogenannte Keratitis electrica. Sie entsteht durch ultraviolette Strahlen, die die Hornhaut schädigen, z. B. nach Elektroschweißen ohne Schutzbrille. Sehr gefährlich und leider weit verbreitet ist die Hornhautschädigung nach künstlicher Höhensonne. Hier werden die Schutzvorschriften oft leichtsinnig mißachtet.

Es können auch Hornhautgeschwüre auftreten. Sie treten meist auf durch Gewebeverluste auf der Oberfläche der Hornhaut. Sie können auch entstehen durch Verletzungen der Hornhaut (z. B. Getreidehalme, Zweige etc.) sowie durch eindringende Bakterien, die zu einem Gewebeverfall führen. Oftmals ist auch gleichzeitig die Regenbogenhaut entzündet, die dann die vordere Linsenfläche verklebt. Meist besteht die Gefahr des Hornhautdurchbruchs. Eine weitere Folge ist gegebenenfalls die Vereiterung des Augapfels. Lästig ist es besonders, daß Hornhautgeschwüre Narben hinterlassen.

Die Hornhauttrübung sollte nach Meinung des Autors »weißer Star« genannt werden. Das kommt ihrer Bedeutung, ihrem Verlauf und ihren Folgen am nächsten.

Die Kurerfolge mit Aloe-Extrakt bei allen Formen der Hornhautentzündung des Auges sind konstant. Es werden folgende Therapie-Regeln gegeben:

---

1. Bei Hornhautentzündungen in allen Erscheinungsformen

Der Aloe-Extrakt wird an 22 Tagen, jeweils täglich 1 x zu Ampullen mit 1 ml unter die Haut gespritzt, des abends oder morgens. Nach einem Intervall von 15 Tagen wird eine 2. Kurphase von 15 Ampullen zu 1 ml bei täglicher Applizierung 1 x morgens oder abends angeschlossen.

Bei Kindern erfolgt jeden 2. Tag eine Spritze zu 0,5 ml in den späten Nachmittagsstunden, wobei insgesamt 15 Spritzen verabfolgt werden, so daß die Kur in 30 Tagen beendet ist. In hartnäckigen Fällen ist nach einem Ruhe-Intervall von 30 Tagen eine zweite Kurphase von wiederum 15 Spritzen, verteilt über 30 Tage, d. h. jeden zweiten Tag eine Injektion zu 0,5 ml vertretbar.

Es gilt auch hier wie bei allen Therapien in der Kinderheilkunde, daß nur Kinder ab 5. Lebensjahr mit Aloe-Injektionen behandelt werden dürfen!

Aloe-Behandlung bei Hornhautentzündung des Auges mit Bläschenbildung (Keratitis)

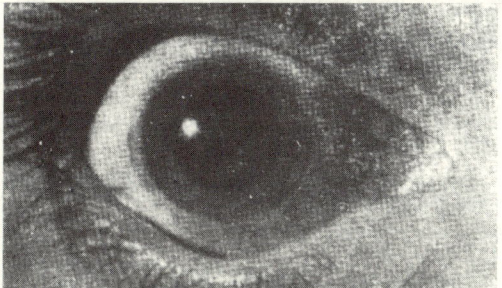 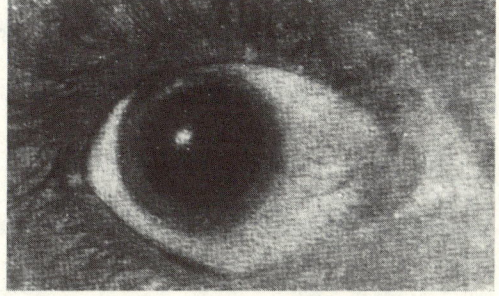

Vor der Behandlung mit Aloe-Extrakt-Injektion   nach der Behandlung

2. Bei Hornhautgeschwüren:

Hier verläuft die Krankheitsentwicklung meist hartnäckiger. Es ist daher bei Erwachsenen eine Kur von 30 Tagen, d. h. jeden Tag eine Injektion in den Morgen- oder Abendstunden zu empfehlen. Nach einem Ruhe-Intervall von 30 Tagen wird wiederum eine Kurphase mit 30 Ampullen je 1 ml bei täglich 1 Injektion in den Oberschenkel durchgeführt.

Erforderlichenfalls kann die Kur nach 1 Jahr bei Erwachsenen wiederholt werden.

Der Autor gibt alternativ, wenn nichts anderes verordnet wird, als Darreichungszeit morgens oder abends an. Bei Personen mit hohem Blutdruck ist die Anwendung nur morgens oder am Nachmittag vorzuziehen, da die Injektion leicht anregend wirkt.

Leiden Kinder ab 5. Lebensjahr an Hornhautgeschwüren, sollte der Augenarzt eine Injektionskur von 44 Tagen durchführen, wobei jeden 2. Tag eine Ampulle von 0,5 ml verabreicht wird (insgesamt 22 Spritzen). Danach wieder eine Pause von 30 Tagen und anschließend die 2. Kurphase mit wieder 22 Injektionen in 44 Tagen (jeden 2. Tag eine Spritze) durchführen.

Bei den genannten Augenerkrankungen ist es besonders wichtig, eine Rohkostdiät zu beachten. Salzarmer, vegetarischer Kost ist bei allen Augenerkrankungen der Vorrang zu geben. Besonders empfehlenswert sind Frischsäfte aus Apotheke, Reformhaus, Drogerie etc. aus biologisch-dynamisch angebautem Gemüse, besonders Karottensaft, Gemüsesaft, Kirschsaft. Ratsam ist viel Aufenthalt an der frischen Luft, besonders am Meeresstrand im Interesse der Zufuhr jodhaltiger Luft.

Ebenfalls sind begleitende Therapien wie Nachbehandlungen für den Heilungsverlauf von großer Bedeutung. Das sind Augenbäder mit warmem Fencheltee, das Auflegen feuchtheißer Kamillensäckchen sowie unmittelbar daran anschließend feuchtkühle Priesnitzumschläge. Diese Umschläge werden bandförmig über beide Augen und Schläfen angelegt. Gerade diese Therapie hat der große Naturarzt Dr. Brauchle mit großem Erfolg angewandt. Der Autor kann bestätigen, daß diese Anwendungen die Aloe-Kur aufs wirksamste ergänzen. Nicht zu vergessen, wenn irgend möglich, sind Sonnenbäder, immer mit vernünftigem Augenschutz!

KURZSICHTIGKEIT

Die Myopie ist ein sehr weitverbreitetes Phänomen.

Es gibt eine gutartige Kurzsichtigkeit wie eben auch Krankheitsformen mit bösartigem Verlauf. Oftmals ist Diabetes, also die Zuckerkrankheit, die Ursache oder auch eine Nebenwirkung von chemischen Medikamenten. Merkmal der Kurzsichtigkeit ist, daß die parallel einfallenden Strahlen vor der Netzhaut vereinigt werden, weil die Brechung der Strahlen im Auge zu stark oder der Augapfel zu langsam ist (Definition nach Pschyrembel).

Jugendkurzsichtigkeit, die als gutartig bezeichnet wird, hört mit der Pubertät auf. Jedoch die fortschreitende, progressive Kurzsichtigkeit führt zu einer Augenhintergrundveränderung, die in der ersten Form nicht stattfindet. Es tritt eine Degenerierung der Aderhaut ein.

Es gilt folgende Therapieregel:

1. Gutartige Myopie

An 15 Tagen aufeinanderfolgend wird eine Aloe-Extrakt-Ampulle von je 0,5 ml subkutan injiziert. Nach einer Pause von 15 weiteren Tagen, beginnt eine zweite Behandlungsphase mit 15 Ampullen zu je 0,5 ml verteilt auf 15 Tage.

2. Fortschreitende Myopie

An 15 aufeinanderfolgenden Tagen wird eine Ampulle Aloe-Extrakt von je 1 ml subkutan injiziert. Nach einer Pause von wiederum 15 Tagen erfolgt die zweite Behandlungsphase mit 1 ml an 30 aufeinanderfolgenden Tagen.

Nach 1 Jahr sollte die Kur wiederholt werden.

NETZHAUTENTZÜNDUNG

Die Netzhautentzündung, wissenschaftlich sind alle Erscheinungsformen dieser Krankheit unter dem Oberbegriff Retinitis zusammengefaßt, tritt mit Entzündung der Aderhaut des Auges in Verbindung mit Glaskörpertrübung, im Verlauf auch mit Netzhautablösung am häufigsten auf. Ursache ist oftmals ein Degenerierungsprozeß. Die Erkrankung tritt auch als Folge von Masern ein.

Im Krankheitsverlauf gehen die nervösen Elemente der Netzhaut unter und es entstehen Ablagerungen von Knochenkörperchen-artigen Pigmenten. Die Erkrankung schreitet von der Peripherie her bis zum Zentrum fort. Das charakteristische Symptom ist die Einschränkung des Gesichtsfeldes durch Einengung. Die sogenannte Retinitis Pigmentosa kann zur Erblindung führen. Der einfache Verlauf der klassischen Netzhautentzündung zeigt sich in einer serösen Entzündung in Verbindung mit der über der Netzhaut liegenden Aderhaut. Es treten zahlreiche verstreute kleine Blutungen in der Netzhaut bei allgemeinen oder örtlichen Kreislaufstörungen auf. Hypertonie, also erhöhter Blutdruck, kann den Krankheitsverlauf sehr negativ beeinflussen.

Deswegen ist es erforderlich, die Aloe-Extrakt-Therapie mit der Anwendung von Weißdornsaft, Frischsaft aus dem Reformhaus oder Tropfen aus der Apotheke, zu verbinden. Während die Applikation von Aloe bei entsprechend disponierten Patienten den Blutdruck leicht erhöhen kann, sorgt der reine Weißdornsaft für den physischen Ausgleich des Blutdrucks, sodaß keine Gegenanzeigen oder Wechselwirkungen auftreten.

Therapievorschrift für Netzhautentzündung bei Erwachsenen:

1. Der Patient nimmt bei Weißdorntropfen streng nach der Gebrauchsinformation die vorgeschriebene Menge 2 mal täglich ein und zwar das erste Mal nach dem Frühstück und das zweite Mal vor der Nachtruhe. Bei der Einnahme von Frischsaft wird entgegen der Packungsbeilage, die eine Verdünnung vorsieht, jeweils morgens und abends nach den Mahlzeiten je ein Eßlöffel un-unverdünnt eingenommen.

2. Der Aloe-Extrakt wird über 30 Tage lang jeden zweiten Tag aus einer Ampulle mit einem Fassungsvermögen von einem Mililiter unter die Haut (Oberschenkel) injiziert. Die Injektion erfolgt ausschließlich in den Stunden des späten Nachmittags (16 — 18 Uhr).

SEHNERVEN-ATROPHIE

Die Krankheit ist unter ihrer lateinischen Bezeichnung bekannter: Atrophia nervi optici. Eine Atrophie ist begrifflich eine Organschwäche mit Abnahme der Zahl und Größe der Zellen.
Ursache sind oftmals Ernährungs- und Stoffwechselstörungen.
Aber auch durch Gehirn- und Rückenmarkleiden kann diese Schwäche entstehen. Sie kann auch angeboren sein. Oftmals sind Nervenentzündungen die Ursache, oder auch verschiedene langwierige Augenerkrankungen. Auch traumatische Zusammenhänge sind bekannt.

Zu unterscheiden ist die totale Atrophie von der partiellen. In jedem Fall führt die Therapie mit Aloe-Extrakt zu andauernden Heilerfolgen. Sie stärkt die Zellen. Es ist folgende Anwendung zu empfehlen:

15 Tage lang 1 x täglich 1 ml Aloe-Extrakt unter die Haut des Oberschenkels einspritzen - 14 Tage lang pausieren und dann abermals 15 Tage lang täglich 1 Spritze in gleicher Weise injizieren. Diese Kur ist nach einem halben Jahr mit gleichem Intervall und darauf 1 Jahr später zu wiederholen.

Die Atrophie wird beseitigt sein, Zahl und Größe der Zellen sind ausreichend funktionstüchtig.

Auch in diesem Fall ist die Therapie durch eine Nahrungsumstellung auf pflanzliche Kost, bevorzugt Früchte mit Vitamin C-Gehalt und Gemüse mit Vitamin A Gehalt wie Karotten wichtig.

Immer häufiger tritt eine solche Atrophie bei Kindern auf.

In der Kinderheilkunde ist folgendes zu beachten:

Kinder ab 5 Jahre erhalten jeden zweiten Tag 1 Injektion unter die Oberschenkelhaut 0,5 ml Aloe-Extrakt 15 mal, d. h. die Kur dauert in der ersten Phase 30 Tage. Danach tritt ein Ruheintervall von 30 Tagen ein. Hierauf wird 14 Tage lang jeden Tag eine Ampulle mit 0,5 ml gespritzt.

Die Versorgung der Kinder mit Vitamin C und A ist oberstes Gebot.

ALOE ALS AUGENSCHUTZKRAFT

Die Abschnitte im Rahmen der Augenheilkunde zeigen eine Vielfalt der Indikatonsansprüche von Aloe-Präparaten. Da die biogenen Stimulatoren im Aloe-Extrakt in ihrem Wirkungsmechanismus über das Zentral-Nervensystem besonders die Sehkraft stärken, sollte bereits der gesunde Mensch zur Vorbeugung und Sicherung seines Gesundheitshaushalts die Schutzkräfte aus Aloe in Anspruch nehmen. Das gilt insbesondere für das Nachlassen der Sehkraft.

Klinische Versuche haben ergeben, daß durch die Aloe-Therapie im Rahmen der Normalisierung des Gefäßtonus auch in den Gefäßen der Augen oftmals eine günstige Veränderung eintritt. Von 46 untersuchten älteren Patienten wurde bei 15 ein erhöhter Druck in der Zentralarterie der Netzhaut bei fast normalem Gefäßdurchmesser festgestellt. Bei 10 dieser Patienten normalisierte sich der Druck in der Zentralarterie der Netzhaut nach Aloe-Injektionen. Die Normalisierung des Gefäßdrucks im Auge ging einher mit der Normalisierung des gesamten Blutdrucks.

Es gelten folgende Empfehlungen:

> Einmal pro Woche wird 1 ml Aloe-Extrakt in einen Oberschenkel subcutan injiziert. Diese Kur ist 6 Monate hindurch anzuwenden. Für Kinder ab dem 5 Lebensjahr gelten diese Vorschriften sinngemäß bei einem Injektionsinhalt von 0,5 ml pro Spritze.
>
> In der Ernährung ist vor allem darauf zu achten, daß Provitamin A-haltige Nahrungsmittel, vor allem Karottensaft gereicht werden. Weitere Träger von Provitamin A, das im Organismus in Vitamin A übergeht, sind Aprikosen, Tomaten, Hagebutten, Sellerie, Spinat, Kohl und Brennessel. Hauptträger von Vitamin A ist Lebertran, Butter und Milch.

MORBUS BECHTEREW

Ein häufiges Leiden, es tritt meist erstmals im Dritten Lebensjahrzehnt auf. Benannt wurde die Krankheit nach dem russischen Arzt und Psychologen Wladimir Bechterew, der auch bei Wilhelm Wundt in Leipzig und bei Charcot in Paris arbeitete.

Die Bechterew'sche Krankheit beginnt insofern heimtückisch, als sie in ihrem Anfangsstadium, in dem auch die Hochschulmedizin gute Behandlungserfolge anbieten könnte, gar nicht erkannt wird. Die Schmerzen werden meist als rheumatische Entzündungen diagnostiziert. Also bei rheumatisch wirkenden Beschwerden sollte unverzüglich eine röntgenologische Untersuchung vorgonommen werden und zwar vor allem in der Kreuzbeinpartie. Dieses Leiden hat auch eine immense soziale Bedeutung, da es zu Arbeitsunfähigkeit und Dauer-Invalidität führen kann.

Die Krankheit ist ein entzündliches Leiden des Knochengelenksystems. Der Erreger ist noch unbekannt. Der Autor vermutet Stoffwechselstörungen. Es ist ein Phänomen, daß mehr Männer als Frauen befallen werden. Der Krankheitsverlauf ist so, daß die Zwischenwirbelgelenke sich entzünden und dann versteifen, schließlich völlig verknöchern. Gleichzeitig werden auch die Wirbelrippengelenke befallen. Der klinische Verlauf der Krankheit erfolgt in Schüben, in denen unter kaum erträglichen Schmerzen die Versteifung der Wirbelsäule von Schub zu Schub eintritt. Schmerzfreiheit erfolgt erst nach völliger Verknöcherung, also zum Abschluß der Prozesse, bei absoluter Bewegungslosigkeit der Wirbelsäule. Im Spätstadium treten auch Atmungsbehinderung und Lungenveränderungen ein.

Es ist folgende Therapie zu empfehlen:

> 1. Umstellung der Ernährung wie bei rheumatischen Erkrankungen auf salzarme Nahrungsmittel, vor allem auf Rohkost und Obst.
> 2. Heiße Sand- und Sonnenbäder
> 3. Heilgymnastik, vor allem Schwimmen
> 4. Massage nach Möglichkeit täglich, um die verkümmernde Muskulatur des Rückens zu erhalten
> 5. Injektions-Kur mit Aloe-Extrakt wie folgt:
>
>   30 Tage lang täglich 1 ml Aloe-Extrakt subkutan (Oberschenkel) morgens injizieren, danach 15 — 20 Minuten Ruhe. Nach Abschluß der ersten Kurphase ein Intervall von 30 Tagen einhalten. Danach Beginn der zweiten Kurphase mit weiteren 30 Spritzen, jeweils täglich 1 à 1 ml.
>
>   Nach einem Jahr ist die Kur zu wiederholen.

FALLSUCHT

Die historische Tatsache, daß Napoleon während der Völkerschlacht von Leipzig einen epileptischen Anfall erlitt, zeigt schon auf, daß es sich um eine neurologisch einzuordnende Erkrankung handelt. Sie tritt meist zwischen Pubertät und 20. Lebensjahr erstmals auf. Ursachen sind nicht restlos geklärt, jedoch gibt es Hinweise: — Stoffwechselvergiftungen, Schädel- und Hirnverletzungen, Hirngeschwülste aber auch Hysterie führen zu krampfhaften Anfällen mit Verlust des Bewußtseins, Schreien, — anschließende tiefe Erschöpfung zeigen den Ablauf. Bei diesen Anzeichen haben wir es mit der traumatischen Epilepsie zu tun. Es gibt aber auch die erbliche Fallsucht, die durch Trunksucht der Eltern oder auch durch Syphilis bedingt sein kann. Typisches Kennzeichen für den Epileptiker ist sein Wandertrieb: er läuft mit schnellen, ruhelos anmutenden, hastigen Schritten. Wenn man an die Bibel denkt mit den »Strafen« bis in ferne Glieder, so dämmert der Sinn herauf: es ist nicht der Akt der Bestrafung, vor dem gewarnt wird, sondern die Tatsache der unausweichlichen Folgen schwerer Verfehlungen gegen die Lebensweise, die wir nach den Gesetzen des Erbganges unseren Kindern und Kindeskindern als Erbgut übertragen. Das dies auch eine Strafe sein kann, zeigt das Leid gerade dieser Krankheit.

Mit der Aloe-Injektionstherapie wird dem Neurologen ein biologisches Therapiemittel gegeben, daß den Krankheitsverlauf günstig beeinflußt. Es wird ein Nervenarzt mit Erfahrung stets darauf achten, daß auch die psychologische Behandlung des Patienten dessen Hoffnung bis zur Gewißheit aufbaut, daß sich ein Leiden wesentlich bessern kann und die periodischen Anfälle mehr und mehr zeitlich auseinanderliegen. Prof. Meljanko aus Kiew berichtet über ausgesprochene Heilerfolge bei Epilepsie.

Prof. Rosenzweig hebt hervor, daß die Aloe-Extrakt-Kur eine stimulierende Wirkung auf den ganzen Organismus ausübt und dessen Widerstandskraft stärkt. Damit werden auch die anderen, spezifisch gerichteten Behandlungsmethoden potenziert.

Nach Prof. Rosenzweigs Auffassung spielt die Aloe-Therapie durch die auflösende Wirkung des Präparates bei einer posttraumatischen Epilepsie (also nach Verletzungen) die Hauptrolle. Die Krampfanfälle traten seltener auf und stellten sich nach mehreren Kuren völlig ein! Andere Ärzte bestätigen diese Erfahrungen auch bei geschlossenen Schädel-Hirn-Traumen! Ebenso bei Hirndurchblutungsstörungen hat z. B. Dr. Ulit unterstrichen, daß sich nach Aloe-Extrakt-Injektionen die motorischen Funktionen gebessert haben und die Sprache wiederhergestellt werden konnte.

FRAUENKRANKHEITEN

Zu den Quälgeistern des weiblichen Geschlechts gehören Menstruationsbeschwerden wie ausbleibende, verzögerte oder übermäßige Menstruation. Unterleibsentzündungen treten aus vielen Ursachen und in sehr vielen Erscheinungsformen auf. Am langwierigsten sind die eitrigen Unterleibserkrankungen. Es gibt für sie alle nunmehr eine gründliche, unschädliche und von Neben- und Wechselwirkungen freie Therapie. Das ist bei Frauenkrankheiten besonders wichtig, da hier die Neigung zu Wiederholungen und Rückfällen häufig ist. Die Stärkung der körpereigenen Abwehrkräfte ist auch hier oberster Grundsatz.

Eine Therapie mit Aloe-Extrakt behebt bei Beachtung naturgemäßer Lebensweise die Krankheitsursachen zuverlässig und auf biologische Weise.

Es gilt folgende Behandlungsvorschrift:

Jeden 2. Tag wird bei Menstruationsbeschwerden eine Injektion von 0,5 ml subkutan in den Oberschenkel appliziert. Insgesamt werden 15 Spritzen auf diese Weise verabfolgt.

Nach 3 Monaten und darauf nach abermals weiteren 3 Monaten ist die Behandlung wie vorstehend zu wiederholen.

Bei eitrigen Unterleibserkrankungen gilt folgende Therapie:

Tägliche Injektion von 1 ml Aloe-Extrakt in den Oberschenkel 30 Tage lang hintereinander mit **Ausnahme der Regeltage** (1 Tag vor planmäßigem Eintritt der Regel und bis 1 Tag danach unterbrechen!). Danach ein Ruhe-Intervall von 30 injektionsfreien Tagen. Anschließend die 2. Kurphase mit 30 weiteren Injektionen (wieder auf Menstruationspause achten).

Es wird empfohlen, zusätzlich 1 — 2 x am Tag Frauenmantel-Tee zu trinken und Rohkosttage einzulegen. Zur Unterstützung des Blutreinigungsprozesses ist auf Agavensaft sowie Kirsch- und Birkensaft zu verweisen.

GASTRITIS

Die Magenschleimhautentzündung ist eine weitgehend zunehmende Zilvilisationskrankheit. Akut entsteht die Krankheit durch eine falsche Ernährungsweise: zu heiß zu sich genommene Speisen oder zu kalte Getränke, »Schlingen«, ungenügendes Kauen, Übermaß an Bohnenkaffee, Alkohol- und Nikotinmißbrauch sind die Ursache von Schleimhautreizungen, die der eigentlichen Gastritis vorausgehen. Typisch für Gastritiserkrankte ist das Völlegefühl: bei anfänglichem Appetit, tritt Aufstoßen verbunden mit Magen- und Kopfschmerzen ein. Die Mundflora verändert sich unangenehm, wie der sogenannte üble Mundgeruch häufig der Vorbote schlechter Magenverhältnisse und Schleimhauterkrankungen ist.

Sehr häufig aber ist die Gastritis als nervöse Erscheinungsform die Folge einer ständigen Lebenshetze, der von Terminen »Gejagte«, der von Existenzsorgen Geplagte sind prädestiniert für chronische Magenschleimhauterkrankungen. Da der Verlauf recht langwierig sein kann oder selten ganz aufhört, wenn sich der Patient nicht der Genußgifte oder schwerer Speisen enthält, ist eine Behandlung mit Aloe wie folgt zu empfehlen, um eine rasche Linderung und schließlich die volle Ausheilung zu erlangen.

Bei der akuten Gastritis gibt es folgende Therapieregel: Von dem biostimulierten Saft aus Aloe — Succus Aloes — wird ein Teelöffel 2 — 3 x täglich nach den Mahlzeiten eingenommen. Die Einnahmedauer beträgt 3 Wochen bis längstens 2 Monate.

In schweren Fällen, also bei längerer Krankheitsdauer als 2 Monate, sowie bei chronischer Magenschleimhautentzündung ist die Kur mit Aloe-Extrakt-Injektion erforderlich und zwar wie folgt:

15 x Aloe-Extrakt-Spritze subkutan (Oberschenkel) bei täglich einmaliger Verabfolgung in den Morgenstunden; danach ein Intervall injektionsfrei von 20 Tagen. Hiernach erneute Kur mit 15 x Spritzen wie vorher, jeweils 1 ml. Während der Injektionszeit wird kein Saft aus Aloe verabfolgt, weil eine Übermedikation schaden kann.

Wichtig ist die Umstellung der Nahrung zunächst auf Obst, Rohkost, Müsli, Gemüse, Pellkartoffeln mit Quark (ohne Leinöl), Knäckebrot. Bei fortschreitender Heilung kann später auch in bescheidenem Maße Fleisch, Fisch oder Rühreier gegeben werden.

GEHÖRNERVENENTZÜNDUNG (Schwerhörigkeit)

Die sogenannte Neuritis acustica ist eine entzündliche Erscheinung am Nervus acusticus. Die Erkrankung stellt sich dar als Schwerhörigkeit auf beiden Ohren, Ohrensausen, Druckgefühl in beiden Ohren, verschiedene Ohrgeräusche und Gleichgewichtsstörungen.

Entstehungsursache können Schädigungen durch chemische Arzneimittel sein wie z. B. Chinin, Salizy-Säure wie auch Vergiftungen durch Alkohol, Blei und Bakterien. Weitere Ursachen sind häufig nicht auskurierte Typhus-, Scharlach- und Diphterieerkrankungen. Bei einer Ärztin erschien eine Patientin im vorgeschrittenen Alter, die an Schwerhörigkeit und Ohrensausen litt und von ihrem bisherigen Hausarzt damit abgefunden worden war, es handle sich um die Folge einer Arteriosklerose, also Tribut an die Jahre, wobei nichts mehr zu machen sei. Die Ärztin analysierte gründlicher und stellte eine nicht ausgelegte Scharlachinfektion in früheren Jahren fest und setzte eine Kur mit der Injektion von biostimuliertem Aloe-Extrakt an. Nach zwei Kuren konnte die Patientin normal hören. Allerdings wurde gleichzeitig die Kost überwiegend während der Behandlung auf vegetarisch umgestellt. Wichtig ist auch der Verzicht auf Genußgifte aller Art.

Bei Gehörnervenentzündung wird folgendes empfohlen:

Dreimal wöchentlich jeweils 1 ml Aloe-Extrakt subcutan in die Haut eines Oberschenkels injiziert. Nachdem 18 Injektionen erreicht sind, wird ein spritzenfreies Intervall von 30 Tagen eingehalten. Alsdann schließt sich eine weitere Kurphase von wiederum 3 Spritzen zu je 1 ml pro Woche an, bis 24 Injektionen erreicht sind. Die Kur besteht also insgesamt aus 42 Applikationen.

HAARAUSFALL

Oberbegriff für diese Erkrankung ist die Bezeichnung Alopezie.

Bei geistig-seelischen Ursachen kann eine Kur mit Aloe helfen. Um feststellen zu können, ob der Haarausfall psychische Ursachen hat, muß man die Persönlichkeit des Patienten genau analysieren.

Immer sind es Persönlichkeiten, die zu Phobien – Zwangsängsten – neigen oder daran bereits leiden. Hier gibt es viele Spielarten: Zwangsvorstellungen aller Art, meist grundlos gebundene Ängste. Das Angstgefühl zwingt den Patienten zu bestimmten Handlungen und Unterlassungen, Platzangst (Angst vor Überqueren großer Plätze), Brückenangst (die Vorstellung zu fallen, wenn der Patient über das Brückengeländer sieht, die Angst vor dem Benutzen von Fahrstühlen und Rolltreppen), wie auch geistig-seelische Überforderungen der Persönlichkeit, die z. B. ihren beruflichen Anforderungen nicht gewachsen ist. Es handelt sich stets um Dauerbelastungen oder Angstneurosen. Übergroße Angst vor Krebs gehört in diese Kategorie.

Die Einwohner von Hawai z. B. berichten, daß das Einreiben der Kopfhaut mit Aloe-Saft den Haarausfall stoppen soll. Um es eindeutig klarzulegen: Bisher gibt es kein Haarwuchsmittel. So ist auch Aloe-Saft oder Extrakt kein Haarwuchsmittel. Es kann aber bei psychischer Ursache der Alopezie eine Injektionskur mit Aloe-Extrakt den Haarausfall zum Stillstand bringen. Und das ist schon ein gutes Ergebnis: die Erhaltung des noch zur Verfügung stehenden Haares.

Die Aloe-Extrakt-Kur kommt wie folgt zur Anwendung:

> 30 Tage lang täglich eine Ampulle zu 1 ml unter die Haut (Oberschenkel) einspritzen; danach eine Ruhepause ohne Injektion von 30 Tagen einhalten. Sodann eine weitere Kurphase von 30 Tage lang täglich 1 Injektion zu 1 ml anschließen. Gleichzeitig sollte das Haar stets mit Klettenwurzelöl eingerieben werden. Kopfmassagen sowie Höhensonnenbestrahlung ist ratsam. Alkoholmißbrauch muß unbedingt vermieden werden.
> Bei kreisrundem Haarausfall sollten die befallenen Stellen mit medizinischer Schmierseife aus der Apotheke eingerieben werden.

HÄMORRHOIDEN

Hämorrhoiden sind als Erweiterung und Ausbuchtungen der Venen außerhalb bzw. innerhalb des Afters zu definieren. Eine häufige Ursache sind Stuhlverstopfung, Bewegungsmangel, vornehmlich bei sitzender Lebensweise sowie Entzündungen der Unterleibsorgane sowie Lebererkrankungen und Herzleiden. Eine oft übersehene aber sehr häufige Ursache sind chronisch kalte Füße. Wenn die Hämorrhoidalknoten gereizt sind, verursachen sie heftiges Jucken, Stechen, der After wird undicht, es treten Schleim und dünnflüssiger Darminhalt aus. Hierdurch verändert sich die Haut durch Fissuren. Harter Stuhl reißt die Hämorrhoiden auf, sodaß sie zu bluten beginnen. Die Folgen sind Beschädigungen der Darmschleimhaut sowie die Bildung von Geschwüren und Afterfisteln.

In erster Linie muß man für regelmäßigen und leichten Stuhlgang sorgen. Dazu gehört eine gesunde ballaststoffreiche Ernährung. Zur Erreichung einer funktionierenden Verdauungstätigkeit mit weichen Stühlen ist eine Teetherapie anzuwenden. Es wird eine Teemischung aus je ⅓ getrockneter Aloeblätter (biostimuliert), Ortosiphonis und Tinnevelly-Sennesfrüchten hergestellt. Für die Bereitung des Tees genügt ein schwach gehäufter Teelöffel der vorstehenden Mischung pro Tasse. Eine Tasse zum Abendessen ist ausreichend. Damit ist eine Basis für eine Unterstützungstherapie mit Aloe-Extrakt gegeben. Durch die Aloe-Kur wird besonders die Stauung des venösen Rückflusses aufgehoben sowie Leber und Herztätigkeit gestärkt.

Es wird einmal pro Woche eine Injektion von 1 ml biostimulierten Extrakts subcutan in einen Oberschenkel appliziert. Die Kur wird 3 Monate hindurch absolviert.

Zur Hautbehandlung empfiehlt sich nach einer heißen Waschung des Afters dessen Betupfung mit Olivenöl. Hilft diese Behandlung nicht durchgreifend, sind Einreibungen mit einer Hamamelissalbe ratsam. Nach Abschluß der Aloe-Injektionskur sollte das Mittel Paeonia Oligoplex = 8 bis 10 Tropfen in ein Likörglas mit Wasser gegeben und dreimal täglich eingenommen werden. Die Behandlung ist vier Wochen hindurch beizubehalten. Im Bedarfsfall kann sie verlängert werden. Hierbei ist der Hausarzt zu konsultieren. Unterstützend sind Vollbäder mit Roßkastanienblüten anzuraten.

HAUTTUBERKULOSE

Die verschiedenen, recht zahlreichen Erscheinungsformen der Hauttuberkulose sind unter dem wissenschaftlichen Oberbegriff Tuberculosis cutis zusammengefaßt. Häufig ist die sogenannte fressende Flechte (Lupus vulgaris). Es treten kleine Knötchen in der Haut auf, vor allem im Gesicht, an den Wangen und an der Nasenwurzel. Nach und nach dringen sie von dort aus weiter vor und fallen nahezu die gesamte gesunde Haut an. Hierbei handelt es sich um Tuberkelbazillen bei sonst tuberkulosefreiem Körper.

Immer häufiger ist eine weitere Form dieses Kreises anzutreffen; die tuberkulöse Flechte (Lichen scrophulosorum). Hier handelt es sich um eine Allergie, vor allem bei Jugendlichen. Auf der Haut bilden sich kleine Kolonien von Knötchen, die mit gelblich-braunen Schuppen bedeckt sind. Hier lautet die Diagnose so manches Mal fälschlich auf Akne.

Eine weitere, besonders unangenehme Form der Haut-TBC ist die Schmetterlingsflechte, auch weithin bekannt als Zehrrose (Lupus erythematodes). Sie bildet rötliche und gelbliche Flecken, die mit einem scharfen Rand begrenzt sind. Schuppenbildung ist die Folge. Der Verlauf ist chronisch.

Gegen alle aufgezählten Formen der Erkrankung gibt es eine Therapie mit konstanten Heilerfolgen durch Anwendung einer Aloe-Emulsion. Die Emulsion wird dreimal täglich auf die erkrankten Stellen aufgetragen. Sollte die Behandlung nach 15 Tagen keinen ausreichenden Erfolg zeigen, so muß eine Zusatzbehandlung wie folgt angewandt werden: Jeden zweiten Tag einmal täglich in den Morgenstunden eine Injektion von 1 ml Aloe-Extrakt subkutan. Danach folgt ein Intervall von 15 injektionsfreien Tagen, worauf eine weitere Phase von nunmehr 12 Tagen mit Injektionen von 1 x 1 ml täglich appliziert wird.

Die Injektionskur ist selbst bei Ausheilung nach einem Jahr mit gleicher Anwendung zu wiederholen, um die körpereigenen Abwehrkräfte zu stärken. Bei Kindern ab 5. Lebensjahr werden bei sonst gleicher Anwendung anstelle von 1 ml nur 0,5 ml verabfolgt.

Bei Kleinkindern tritt oftmals die sogenannte primäre Haut-TBC auf. Sie erhalten eine Injektion von 0,2 ml bei sonst gleicher Anwendung, falls der Arzt diese Ausnahme genehmigt, da grundsätzlich sonst Aloe erst ab 5. Lebensjahr gespritzt wird.

Wichtig ist, daß während der Erkrankung auf eine ausreichende Sauerstoffversorgung geachtet wird. Zu empfehlen sind vor allem Sonnenbäder. Die Therapie muß auch abgesichert werden durch Umstellung der Ernährung auf salzarme Kost. Rohkosttage sind einzufügen.

Weiterhin muß auf die Zufuhr von Vitamin D geachtet werden. Empfehlenswert sind Lebertran, Hefe, Datteln, Pilze und Tomaten. Tomaten sind besonders geeignet, da sie auch noch Vitamin K und A enthalten. Da für den Verbraucher schwer zu klären ist, welche Qualitäten beim Einkauf frischer Tomaten angeboten werden, rät der Autor auf Tomatensaft überzugehen, der in Apotheken, Reformhäusern und Drogerien erhältlich ist. Diese Säfte stammen garantiert aus biologisch-dynamischem Anbau. Die Therapie wird vor allem durch Hefe beeinflußt, die Störungen der Zellatmung behebt und entzündungshemmend ist.

Der HERZRHYTHMUS normalisiert sich durch ALOE

Im Abschnitt über Arteriosklerose und andere altersbedingte Erkrankungen wird über den günstigen Einfluß einer Therapie mit der Injektion von Aloe-Extrakt auf das Herz-Kreislaufsystem bei Menschen im vorgeschrittenen Alter berichtet. Diese Therapieergebnisse sind aber auch auf Patienten aller anderen Altersgruppen umzusetzen. Bei allen Aloe-Behandlungen wurde ein günstiger Einfluß auf den Herzrhythmus festgestellt, der sich in allen Fällen des zur Verfügung stehenden Krankenguts normalisiert hat. Die klinischen Beobachtungen haben im Zusammenhang mit der Einwirkung von Aloe-Extrakt auf die Aktivität der Enzyme auch eine Verstärkung der Aktivität der Enzymsysteme des Herzgewebes ergeben. Die Gewebsatmung verstärkt sich!

Eine Reihe von Herzkrankheiten stellt sich durch Herzmuskelentzündung oder auch Herzmuskelentartung dar. Der Einfluß von Aloe-Injektionen auf die Funktionsfähigkeit des Herzmuskels wird nach vorliegenden klinischen Berichten als ausgesprochen günstig angesehen, sodaß damit ein stabilisierender Wirkungseffekt auf die Herzkraft eingeleitet wird.

Aus klinischen Feststellungen geht hervor, daß bei den Patienten nach ein bis zwei Kuren mit der Injektion von Aloe-Extrakt die elektrische Aktivität des Herzens stieg. Im Abschnitt über Nierenerkrankungen wird die positive Einwirkung von biostimuliertem Aloe-Extrakt auf die Nierenfunktion dargestellt. Die Nierenfunktion steht im engen Zusammenhang mit der Tätigkeit des Herzens und der Gefäße. Deswegen sollte bei einer ärztlichen Entscheidung über die Herz-Kreislaufbehandlung eines Patienten der Einsatz einer Therapie mit Aloe-Extrakt im Hinblick darauf geprüft werden, daß diese Therapie praktisch auf alle Systeme des Organismus aufgrund des breiten Wirkungsspektrums Einfluß ausüben kann.

Die Dosierung bei Herz-Kreislauferkrankungen muß sich nach dem Gesamtbild der Krankengeschichte eines Patienten individuell ergeben. Als Grundregel sollten die Therapiehinweise am Schluß des Abschnittes dieser Schrift »Arteriosklerose und andere altersbedingten Krankheiten« beachtet werden.

Allgemein gesichert ist, daß Aloe-Injektionskuren zu einer spürbaren Senkung der erhöhten Cholesterinmenge im Blut führen. Bei einer Patientin aus Berlin des Jahrgangs 1911 ergab sich nach der dritten Kur mit Aloe-Extrakt eine völlige Normalisierung der Cholesterinwerte, die vor der Behandlung erheblich erhöht waren. Bemerkenswert ist hierbei, daß die Patientin keineswegs die Lebensweise umgestellt hat und weiterhin nicht auf Butter und andere Fette verzichtet. Dauerhafter ist eine so positive Einwirkung der Aloe-Therapie auf den Cholesterinabbau, wenn Diätvorschriften beachtet werden. Im Fall der erwähnten Patientin, die der älteren Generation angehört, ist auch der Blutzuckerwert normalisiert worden. Dies ist auf den stimulierenden Einfluß der biogenen Stimulatoren auf die Funktion der Bauchspeicheldrüse zurückzuführen.

Es erscheint an dieser Stelle empfehlenswert, bei Blutbildern auf die Veränderung der Blutzuckerwerte nach Aloe-Therapie zu achten. Der Arzt hätte bei positiven Veränderungen somit eine natürliche Möglichkeit, die Therapie bei Diabetes mellitus, also der Zuckerkrankheit, einzusetzen.

HIRNHAUTENTZÜNDUNG

Noch weithin ungeklärt sind die genauen Ursachen der Erkrankung der Spinnwebenhaut, die zusammen mit der Gefäßhaut die weiche Hirnhaut bildet. Die wissenschaftliche Bezeichnung ist Arachnoiditis. Es handelt sich stets um eine gefährliche Form der Hirnhautentzündung, die häufig eine Folgeerkrankung nach Nasenrachenraumentzündung — Nasopharyngitis — oder der gefürchteten Meningitis ist.

Anzeichen sind Bläschenausschlag am Mund, gesteigerte Reflexe, Zittern der Augen, die verschieden große Pupillen zeigen, Erbrechen mit starkem Schwindelgefühl, unerträgliche Kopfschmerzen, Schüttelfrost, wobei die gesamte Körpermuskulatur schmerzt. Die Meningitis ist ansteckend. Es besteht zudem Lebensgefahr. Auch bei Ausheilung bleibt oft die Disposition zu Kopfschmerzen, ja, sogar zu Taubheit, und häufig bleiben Lähmungen zurück. Der Arzt wird stets zu Antibiotika greifen. Das ist auch unerläßlich, wenn Lebensgefahr besteht. Bei leichterem Verlauf und auch nach Überwindung der Lebensgefahr jedoch sollte er die Aloe-Extrakt-Kur anwenden, da diese dazu führt, die Heilung konstant zu machen und das geschwächte Immunsystem wieder aufzubauen.

Hierfür gelten folgende Behandlungsvorschriften:

---

30 Tage lang täglich eine Injektion zu 1 ml subkutan (Unterarm) in den Morgenstunden nach anschließender Ruhe — ein injektionsfreies Intervall von 30 Tagen schließt sich an — danach Abschluß der Kur mit 30 weiteren Injektionen, d. h. 1 x täglich 1 ml.

IMPOTENZ (Die Potenz des Mannes)

Potenzprobleme sind immer häufiger auftretende Funktionsstörungen des Mannes, wobei bemerkenswert ist, daß sie nicht erst in den sogenannten besten Jahren spürbar werden, sondern bereits Jünglingen zu schaffen machen; gerade dieses Phänomen deutet auf psychische Zusammenhänge hin. Der in seiner Grundverfassung sensible Mensch wird durch pausenlose Reizüberflutungen und Streßsituationen in seinem Sensorium so überfordert, daß bestimmte sensible Reize unvollkommen gesendet und gestört aufgenommen werden. Die Praxen der Psychologen werden zu einem nicht geringem Anteil von Männern ab 30 aufgesucht, die sich mit Potenzproblemen auseinandersetzen müssen. Es soll hier nicht das weite Feld der partnerschaftlichen Problematik abgehandelt werden, die in ihrer Individualität tatsächlich in die Praxis eines Psychologen gehört, sondern vielmehr ein allgemeingültiger Hinweis gegeben werden, wie eine ungenügend entwickelte oder unterbrochene Potenz wieder auf normale Funktionstüchtigkeit gebracht werden kann. Die auf Erfüllung gerichtete Erwartung des Betroffenen ist natürlich nur realisierbar, wenn es ihm vor Empfang der organischen Hilfeleistung gelingt, eine optimale Du-Beziehung aufzubauen.

Der Begriff der Impotenz umfaßt bekanntlich nicht nur die Unfähigkeit des Mannes, jene Erektion des Penis zu erreichen bzw. aufrecht zu erhalten, die zur Vollendung des Geschlechtsverkehrs notwendig ist, sondern auch die Sterilität, also die absolute Unfähigkeit des Mannes, Nachwuchs zu erzeugen. Die nachstehend angeführte Therapie ist nur hilfreich zur Wiederherstellung der Erektionsfähigkeit. Die Leser der grundsätzlichen Beiträge dieser Schrift werden nicht überrascht sein, an dieser Stelle eine Empfehlung mit einer Aloe-Kur vorzufinden. Denn es ist aus den einleitenden Betrachtungen bekannt, daß sich der Wirkungsmechanismus der Behandlung mit Aloe über das Zentral-Nervensystem vollzieht, wobei hervorgehoben wird, daß sich der Lebenstonus, die gesamte Motivation des Patienten, die Belebung seines Interesses und seiner Aktivität selbst im vorgeschrittenen Alter durch die biogenen Stimulatoren in Aloe positiv entwickelt. Der russische Arzt Dr. Batrak wandte erstmals 1972 die Gewebetherapiemethode nach Prof. Filatow an. Aufgabenstellung der Therapie war die Behandlung von Patienten mit Anfangsstadien der Cerebal-Durchblutungsstörungen, der Neurasthenie, der vegetativen Dystonie, die bei allen Patienten mit einer ausgeprägten Sexualschwäche verbunden waren.

Bei dem Krankengut handelte es sich um Männer vom 55. bis zum 72. Lebensjahr. Es wurde in allen Fällen ein Behandlungseffekt festgestellt und zwar eine Besserung des Allgemeinbefindens, Wiederherstellung des Schlafes sowie Zunahme der intellektuellen und körperlichen Leistungsfähigkeit – damit der Arbeitsfähigkeit – Abnahme des Unruhegefühles, der Reizbarkeit und Schwäche. Bei einigen Männern nahm die Geschlechtspotenz zu, bei anderen wurde sie wiederhergestellt.

Ähnliche Erfolge berichtet Dr. Weinstein, der die Filatow-Methode seit 1961 anwendet.

Nach den vorliegenden Erkenntnissen ist eine Aloe-Kur wie folgt zu empfehlen:

Zweimal wöchentlich, am besten in der Mitte und am Ende der Woche ist der biostimulierte Extrakt aus Aloe subcutan, also unter die Haut eines Oberschenkels zu injizieren und zwar 1 ml pro Spritze. Die Kur ist drei Monate anzuwenden, sodaß insgesamt 24 – 26 Spritzen verabfolgt werden. Während dieser Zeit empfiehlt sich, täglich einen Teelöffel Damiana Urtinktur unverdünnt in den Morgenstunden nach dem Frühstück einzunehmen. Nach Beendigung der Aloe-Kur kann die Einnahme von Damiana noch weitere zwei Monate erfolgen, sofern nicht eine unerwünschte Wirkung im Sinne übersteigerten Verlangens eintritt. Im Bedarfsfall kann die Kur einmal jährlich wiederholt werden.
Damiana-Urtinktur erhält man rezeptfrei in der Apotheke.

ISCHIAS

Bei dieser recht schmerzhaften Erkrankung handelt es sich um eine Neuralgie des Nervus Ischiadicus bzw. um eine Neuritis Ischiadica. Wenn man allgemein bei der Ursache nur davon ausging, daß es sich um die Folgen von Infekten (Grippe, kranke Zähne, Mandelentzündungen), Abkühlungen und Wirbelsäulenveränderungen handelt, werden mehr und mehr als Ursache auch Stoffwechselstörungen, wozu Rheumatismus zählt, festgestellt. Ausschlaggebend ist zumeist der Mangel an Vitamin B. Häufige

Ursache sind auch endogene Gifte wie Diabeetis mellitus, hierbei ist auf latente Formen zu achten, d. h. lediglich die Erhöhung des Blutzuckers kann die Erkrankung auslösen. Wenn endogene, also im Körper selbst entstandene Gifte Auslöser sind, so gilt das genauso für den anderen Pol: für exogene Gifte. Also durch Einatmen giftiger Substanzen aus der Umwelt wie aber auch durch Mißbrauch von Tabak und Alkohol. Die Aloe-Therapie ist von Erfolg bei allen Ischiasformen, die nicht durch Infekte entstanden sind. Besonders aussichtsreich ist sie bei Krankheitsbildern, die von Veränderungen an der Wirbelsäule geprägt sind und durch die vorgenannten Gifte entstehen.

Es ist eine Behandlung mit dem biostimulierten Aloeextrakt wie folgt zu empfehlen:

Jeden zweiten Tag eine Injektion = 1 ml subcutan in einen Oberschenkel bei Patienten bis etwa zum sechzigsten Lebensjahr; im ersten Kurabschnitt insgesamt 30 Injektionen, hierauf eine spritzenfreie Periode von 30 Tagen mit anschließend einer zweiten Kurphase von nunmehr 15 Injektionen (jeden zweiten Tag 1 ml). Bei Patienten über 60 besteht die Injektionsreihe aus 15 Spritzen für die erste Kur und weiteren 15 nach dem spritzenfreien Zwischenraum von 30 Tagen. Auch bei diesem Personenkreis wird jeden zweiten Tag eine Injektion = 1 ml verabfolgt.

KEHLKOPFKREBS

Auch hier hat die Aloe-Kur zumindest die Stagnation des Prozesses erbracht! Und das ist doch etwas im Vergleich zur Hilflosigkeit bisheriger Therapien!

Ursache für Kehlkopfkrebs kann ein übermäßiger Zigarettenkonsum sein. Oftmals ist es auch eine andere Krebserscheinungsform, die auf den Kehlkopf übergreift, z. B. von der Speiseröhre, vom Rachen oder vom Zungenrand. Symptome sind Heiserkeit permanent, rasche Ermüdungserscheinungen beim Sprechen. Die Hochschulmedizin kennt nur den Luftröhrenschnitt.

Dieser ist unumgänglich, wenn der Arzt keinen anderen Ausweg sieht. Man sollte unabhängig voneinander zwei Ärzte zu Rate ziehen. Ein verantwortungsbewußter Mediziner wird jedoch vor einem Luftröhrenschnitt mit biologischen Mitteln alles versuchen, um ohne Eingriff dieser Tragweite einen Heilerfolg zu erringen.

Wir raten den Ärzten, die unter der Rubrik Kehlkopftuberkulose gegebenen Injektionsvorschriften mit gleichen Anwendungen zu versuchen.

KEHLKOPFTUBERKULOSE

Diese Krankheit ist heute seltener anzutreffen. Der berühmteste an diesem Leiden Erkrankte war Kaiser Friedrich III. von Deutschland, der im sogenannten »Dreikaiserjahr« 1888 nur 90 Tage regierte und der mit seinen Friedensplänen Bismarcks Großmachtpolitik im Wege stand; Bismarck wollte den unbequemen Hohenzoller damals wegen »unheilbarer Krankheit« absetzen. Der Monarch verständigte sich mit seiner Umgebung durch Zettelnotizen. Die Krankheit des Herrschers war damals tatsächlich unheilbar, er mußte daran sterben.

Die Ursachen der Krankheit ist meist eine Lungentuberkulose...

Erstes Anzeichen ist eine belegte Stimme, Heiserkeit. Später treten Schluckbeschwerden, Hustenreiz und Atemnot auf. Die Untersuchung ergibt stets Kehlkopfschwellungen und große Knoten an einer Kehlkopfhälfte.

Die Therapie besteht aus:

1. Sonnenbestrahlung des Kehlkopfes
2. Wickel um den Hals mit warmem Olivenöl
3. Injektion mit Aloe-Extrakt wie folgt:
   Subkutane Einspritzung in den Oberschenkel an 30 aufeinanderfolgenden Tagen in den Morgenstunden mit anschließender Ruhe 15 — 20 Minuten. Danach das injektionsfreie Intervall von 30 Tagen und anschließend abermals 30 Injektionen täglich 1 x 1 ml.
   Die Kur ist nach einem Jahr zu wiederholen.

KNOCHENBRÜCHE, VERLETZUNGEN, ABSZESSE

Bei Knochenbrüchen mit offenen, eitrigen Ausgangsstellen, bei Verbrennungen jeder Art, bei trophisch entzündeten Wunden (trophisch = durch Ernährungsstörungen bedingt), bei infizierten Verletzungen, bei Abszessen verschiedener Herkunft, bei Schnittwunden jeder Art hilft die Anwendung eines Aloe-Saftes, des Succus Aloes, der sich wie folgt zusammensetzt: auf 100 ml kommen 80 ml wäßrige Lösung aus dem biostimulierten Preß-Saft frisch geernteter Aloe-Blätter sowie 20 ml 95%iges Äthanol.

Hier kann die biologische Medizin der Volksmedizin Recht geben.

Schon in Großmutters Hausapotheke, ja noch einfacher, auf Omas Blumenbrett stand Aloe, die »Erste Hilfe-Pflanze«. Hatte sich jemand beim Rasieren geschnitten oder beim Kartoffelschälen eine Wunde beigebracht, so wurde aus einem Aloe-Blatt der dickflüssige Saft ausgepreßt und sofort auf die Wunde getragen. Jedermann, der es bezweifelt, mag es ausprobieren. Die Pflanze gibt tatsächlich hochwirksam erste Hilfe. Die Wunde schließt sich unverzüglich und heilt rasch zu. Ja, sogar sich selbst heilt die Pflanze: wenn das Blatt vom Stamm getrennt wird (bevorzugt auf untere Blätter zurückgreifen!), schließt sich die Narbe am Stamm und der Fluß des Saftes versiegt. Das hat alles die Volksmedizin auf die zusammenziehende Wirkung, das Adstringens, zurückgeführt. Aber wie wir nun wissen, ist es mehr, als das Zusammenziehen, die Heilkraft kommt aus den biogenen Stimulatoren, einem geschlossenen Wirkstoffsystem.

Bei den vorstehend aufgeführten Indikationen ist wie folgt zu verfahren:

> Auf die verletzten Stellen werden 1 — 2 Teelöffel des biostimulierten Aloe-Saftes bis zum Eintreten der Heilung aufgetragen. Häufig genügt bei Verletzungen und Schnittwunden die einmalige Behandlung. Bei komplizierten Prozessen ist eine Behandlungsdauer von 14 Tagen bis 3 Wochen durchaus angemessen. Heileffekte treten aber bereits sehr früh auf.

KREBS

Eine durchgreifend erfolgreiche Krebsabwehr kann nur eine biologische Therapie sein. Wenn auch immer mehr von der Lehrmedizin eingeräumt wird, daß durch biologische Heilweisen die konventionellen Therapieformen wie Chemotherapie, Bestrahlung, Operation begleitet werden sollten, so muß der Wandel in der Einstellung zur biologischen Therapie grundlegender sein. Die biologische Krebsabwehr muß im Vordergrund stehen. Also umgekehrt als bisher postuliert. Die konventionellen Methoden sind es, die eine biologische Krebstherapie erforderlichenfalls ergänzen müssen. Das ist nicht der Streit um ein Primat sondern eine Einsicht in das Phänomen der Krankheit des Menschen in seiner Ganzheit. Der Krebsforscher Dr. Josef Issels steht seit Jahrzehnten auf dieser Warte und tritt konsequent dafür ein, zu allererst das körpereigene Abwehrsystem, also das Immunsystem des Menschen gegen den Krebs zu mobilisieren. Man muß eingestehen, daß viele Krebserkrankte, vor allem diejenigen, die sich in leidvollen fortgeschrittenen Stadien befinden, auf Radiologie und Apparatemedizin nicht oder nicht mehr ansprechen. Diesen Patienten kann nur mit Immuntherapie geholfen werden. Konservative Krebstherapien können in der Regel nur Krebsbehandlungen sein; wichtig ist, nicht nur den Tumor zu beseitigen, sondern auch seine Entstehungsursache! Es soll auch nicht außer acht gelassen werden, daß in der traditionellen Medizin nicht nur Krebszellen getroffen werden, sondern auch gesunde körpereigene Zellen zerstört werden können.

Krebszellen sind keine kranken Körperzellen sondern Krebseigene Zellen, also neue wuchernde Zellen.

Die Krebsgeschwulst ist ein selbständiges Gewächs und erzeugt selbständige Zellen. Diese Antizellen drücken auf die gesunden körpereigenen Zellen und das ist die eigentliche Ingangsetzung des Krebsprozesses. An dieser Stelle sollte gesagt werden, daß man keineswegs in das andere Extrem verfallen darf, die Entstehung von Krebs nur auf psychische Ursachen zurückzuführen. Wenn zum Beispiel ein Patient durch Disposition oder durch falsche Gewohnheiten in der Ernährung magenkrank ist, die Speisen oft Stundenlang im Magen verbleiben und dadurch ein ungewöhnlich langer Druck auf die Magenschleimhaut und die Magenwände ausüben, so kann dies auf die Dauer zu Krebs führen, wenn nicht die körpereigenen Abwehrkräfte mit dieser Situation fertig werden.

In der biologischen Krebsabwehr ist eine gesunde Ernährung von erstrangiger Bedeutung. Was aber ist gesunde Ernährung? Zunächst: vernünftige Ernährung! Also mäßiges, aber regelmäßiges Essen. Es sollten Fleisch und Wurst nur ab und an zum Speisezettel gehören. Vollständig gemieden werden müssen Zucker, Konfitüren, Räucherwaren sowie Gepökeltes und Gesalzenes. Im Vordergrund sollte pflanzliche, ballaststoffreiche Kost gehören, vor allem Vollkornprodukte, frisches Gemüse, Salate, Obst. Durch gesunde Ernährung wird der Stoffwechsel aktiviert. Schon dadurch tritt eine günstige Wirkung auf die körpereigenen Abwehrkräfte ein. Prof. Dr. Leitzmann von der Justus Liebig-Universität Giessen stellt fest, daß Krebs zu 45 % durch falsche Ernährung verursacht wird. In diesem Zusammenhang sollte auf die wichtige Ergänzung der Ernährung durch Frischpress-Säfte hingewiesen werden. Zentrale Bedeutung haben die sogenannten roten Preßsäfte wie Rote Beete, Kirschen, Heidelbeeren, Schwarze Johannisbeeren, Holunderbeeren und Brombeeren. Wichtig sind ebenfalls gelbe Rüben, die Carotin (wie Mohrrüben) enthalten sowie Sellerie aufgrund des Phosphorgehaltes sowie Rettich.

Auf eine Kurzformel gebracht: von diesen Säften kann die körpereigene Zelle leben, nicht aber die Krebszelle. Warum sind die roten Säfte so entscheidend?

Der Mangel an rotem Farbstoff ist krebsfördernd. Bei ausreichender Versorgung mit rotem Farbstoff wird die Atmung der Körperzellen verbessert und damit die Abwehrbereitschaft erhöht. Wir sehen aus diesem Beispiel, wie die alte Signaturenlehre immer wieder recht erhält.

Die roten Pflanzenfarbstoffe sind von größter Bedeutung für die Entgiftung des Organismus, da durch Oxydationsprozesse Giftstoffe zerstört werden. Positiv ist die Einwirkung der roten Pflanzenfarbstoffe ferner auf die Zellatmung und die Kapillardurchlässigkeit. Bei regelmäßiger Einbeziehung der genannten Säfte in die Ernährung entfalten die roten Pflanzenfarbstoffe eine ausheilende Wirkung, verstärkt durch wichtige Begleitstoffe. Dazu gehören Mineralien, Vitamine und Enzyme. Der bedeutende Krebsforscher der DDR, Dr. Seeger, bezieht schon seit Jahrzehnten in seine biologische Krebsabwehr den Saft Roter Rüben ein, ebenfalls der bekannte Praktiker der biologischen Medizin R. A. Hoffmann.

Er stellte fest, daß allein ein Liter Preßsaft dem Kranken 1000 Gamma aktiven Sauerstoff zuführt.

Hiernach ist zu empfehlen, daß der Krebspatient täglich ¾ Liter Preßsaft aus roten Rüben (Reformhaus) zu sich nimmt. Der Kranke muß sich immer wieder bewußt sein, daß Sauerstoffmangel Krebsfördernd ist.

Sowohl Heilpraktiker Hoffmann wie auch Dr. Seeger und der Autor dieser Schrift stellten bei verschiedenen Therapien fest, daß den konservierten Säften nur eine im therapeutischen Sinne unbedeutende Effektivität beizumessen ist. Wichtig ist demnach: **frisch hergestellte Preßsäfte zu verwenden!** Frische Früchte sind aus biologischem Anbau in fast allen Orten in Bio-Läden und Reformhäusern zu erhalten. Vorteilhaft wäre es, mit den üblichen Haushaltsgeräten die Säfte selbst auszupressen und unmittelbar frisch zu verbrauchen!

KREBS UND PSYCHE

Es ist aus der alten tibetanischen Medizin bekannt, daß die Autopsie alter Männer Hodenkrebs ergeben hat, ohne das der entscheidende Zellteilungsprozeß, die Wucherungen eingetreten sind. Das Immunsystem war in diesen Fällen stark genug, den Zellteilungsprozeß aufzuhalten. Das System der körpereigenen Abwehrkräfte ist bei Krebs eine der Schlüsselfragen. Dort, wo es durch schwere Erkrankungen oder durch Dauersorgen, durch seelische Belastungssituationen wie Trauer, Kummer, Existenzangst zur Schwächung oder gar zum Zusammenbruch des Immunsystems gekommen ist, können die Krebszellen ihren Wucherungsprozeß entfalten. Es ist also bei allen Therapiewegen der psychischen wie der physischen Komponente sowie der Immunlage durch Erbgang Beachtung zu geben.

Selbst kurze aber hochkonzentrierte Streßsituationen können das Immunsystem vollständig zum erliegen bringen. Damit entstehen bei Infektionen und anderen Erkrankungen jene Bedingungen, nach denen der Verlauf der Krankheit zumeist katastrophal ist. Gerade das Krankheitsbild von Menschen, die von schweren Verfolgungen heimgesucht wurden und sich in seelischen Krisen befanden, zeigt, daß durch Schwächung des Immunsystems mehrere Krankheiten zugleich auftreten, wie Krebs, Diabetes insipidus, Gehirnhautentzündungen, um einige Beispiele anzuführen. Interessant ist eine Feststellung der USA Weltraumbehörde zur Funktionstüchtigkeit des Immunsystems. Die Zeitung »Welt am Sonntag«, vom 2. 12. ’84, berichtet über Meßgeräte im Kontrollzentrum Cap Caneveral, die registrierten, daß während der kritischen Phase des Wiedereintritts der Weltraumkapsel in die Erdatmosphäre das Immunsystem der Astronauten vorübergehend lahmgelegt war. Also durch noch so kurze Spannungssituationen vor entscheidenden Erlebnissen und andere anormale Belastungen kann bereits das ganze Immunsystem außer Funktion treten. Es wird klar, um wieviel schlimmer die Auswirkung einer anhaltenden

Belastung des Immunsystems sein muß. Ein Zusammenbruch der Abwehrkräfte ist meist die Folge. Das sind auch die Bedingungen unter denen Krebs entstehen kann. Hier haben wir es mit ähnlichen Grundvoraussetzungen wie bei AIDS zu tun.

Professor Bialock von der Universität Galveston in Texas hat den Zusammenhang zwischen dem seelischen Befinden des Menschen und seinem Immunsystem nachgewiesen, indem er die Wechselbeziehung Psyche – Immunsystem mit einer hormonellen Kettenreaktion erklärt. Hiernach gibt bei Angstzuständen und anderen Belastungen die Großhirnrinde den Belastungs-Impuls an den Hypothalamus (Teil des Zwischenhirns) weiter. »Von dort aus werden chemische Boten in die Hirnanhangdrüse geschickt, die daraufhin eine Hormonfontäne ausschüttet«, weist Professor Bialock nach.

Die Produktion von Hormonen über das Zentralnervensystem zu erneuern ist die Aufgabe, die Defizite des Immunsystems ausgleicht und damit die Funktionsfähigkeit wiederherstellt, den Abwehrkampf gegen die Wucherungen der Krebszellen zu führen. Tritt bei schweren Belastungen die hormonelle Kettenreaktion auf, so wird als Gegenpol durch die biogenen Stimulatoren aus Aloe das Hormondepot wieder aufgefüllt. Die Injektionen von biostimuliertem Aloe-Extrakt stärken aber auch die vitalen Abwehrkräfte, sodaß die Widerstandsfähigkeit des Krebspatienten gegen andere Krankheiten aufgebaut wird. Durch die Wirkungseigenart von Aloe ist, daß die Effektivität spezifisch gerichteter Anti-Krebsmittel gefördert wird.

Durch Anti-Krebspräparate zerfallende Krebszellen können Toxine bilden. Diese bedeuten Vergiftungsgefahr. Injizierter Aloe-Extrakt wirkt Antitoxisch! Es ist daher zu empfehlen, Anti-Krebspräparate mit Aloe-Injektionskuren zu kombinieren.

Die Aloe-Therapie ist also eine Begleittherapie der Krebsbehandlung. Die Dosierung gehört daher in die Hand des Arztes. Es werden folgende Therapievorschläge gegeben:

Im Frühstadium der Krebserkrankung:

1 mal täglich 1 Injektion = 1 ml Aloe-Extrakt subcutan (Oberschenkel), 30 Tagelang, danach freies Intervall von 30 Tagen, anschließend weitere 30 Injektionen = 1 mal täglich eine Ampulle zu 1 ml.

Im fortgeschrittenen Stadium:

Täglich 1 Ampulle zu 1 ml unter die Haut injizieren und zwar 12 Tage hintereinander, danach ein spritzenfreies Intervall von 15 Tagen, hierauf täglich eine Ampulle zu 0,5 ml 12 Tage hindurch – danach eine Pause von nunmehr 30 Tagen – hierauf täglich 1 Ampulle zu 1 ml 4 Tage aufeinanderfolgend.

Die Kur sollte in 2 darauffolgenden Jahren nach vorgenannten Vorschlägen wiederholt werden.

Wesentlich ist bei der Einbeziehung der Aloe-Therapie in die Krebs-Behandlung die Erkenntnis, daß sich der Kampf des Systems der körpereigenen Abwehrkräfte auf die Organisation der Antikörper stützt. Dr. Sadychow berichtet, daß bei 13 von 27 Patienten, die zur allgemeinen Stimulierung ihrer Abwehrkräfte 20 – 30 Injektionen mit biostimuliertem Aloe-Extrakt erhalten hatten, sogenannte irreguläre Antikörper im Blut aufgetreten sind. Das heißt: Antikörper ohne jede Gesetzmäßigkeit, also irreguläre Antikörper, sind Immun-Antikörper. Sie sind bei dem vorerwähnten klinischen Versuch in **allen Blutgruppen** aufgetreten. Das ist eine wichtige Basis, die konservative Krebsmedizin im Sinne biologischer Immun-Therapien zu erweitern.

LEISHMANIA

Die Krankheit hat ihren Namen nach dem englischen Militärarzt Sir William Leishman (1885 – 1926). Im Volksmund heißt diese Krankheit Orientbeule. Es gibt verschiedene Krankheitsformen. Während früher die sogenannten Leishmaniosen als orientalische Krankheiten in Europa nicht allzusehr gefürchtet wurden, lediglich in Russland und auf dem Balkan, tritt sie als Folge des Massentourismus in ferne Länder auch bei uns stärker auf. Erreger kann der Stich einer bestimmten Mückenart sein. Es treten aber auch Infektionen durch verunreinigte Lebensmittel oder durch Berührung mit ungepflegten Hunden auf, die ihrerseits Träger bestimmter Insekten sind. Durch die Krankheit treten nicht nur die knotenförmigen Ausschläge und furunkelähnliche Gebilde auf, sondern Milz und Leber sowie das Knochenmark werden geschädigt.

Diese ernstzunehmende Erkrankung sollte sofort mit einer Aloe-Injektions-Kur angegangen werden und zwar wie folgt:

---

30 x (täglich 1 Injektion) einer Ampulle von 1 ml subkutan (Oberschenkel), danach eine Ruhepause von 30 Tagen, worauf sich die 2. Kurphase von 30 x (täglich 1 ml) anschließt.

Daneben sind die befallenen Stellen mit Aloe-Emulsion durch leichtes Auftragen zu behandeln und zwar 2 x täglich über einen Zeitraum von 14 Tagen.

LEPRA

Eine der schrecklichsten Geißeln, von denen die Menschheit seit der Urgesellschaft bis in die Tage der Hochzivilisation betroffen ist, ist der Aussatz, die Lepra.

Nach Schätzungen gibt es gegenwärtig noch immer 8 — 10 Millionen Menschen, die von der Lepra befallen sind und dabei im tiefsten Elend leben.

Der Aussatz ist eine chronische Infektionskrankheit mit einer Entwicklungszeit von 2 — 30 Jahren.

Ein den Tuberkelbazillen vergleichbares Stäbchen dringt in großer Zahl in den menschlichen Organismus ein. Der Lepra-Erreger wird als Mycobacterium leprae bezeichnet, den 1873 der norwegische Arzt Dr. C. A. Hansen (1841 — 1912) entdeckte, nach dem auch vielenorts die Lepra-Kolonien »Hansen-Stationen« benannt werden.

Im Wesentlichen tritt die Lepra in zwei Erscheinungsformen auf: als Nervenaussatz, der zu einer besonderen Schwächung des gesamten Organismus führt und als Knoten- oder Hautaussatz, dessen Folgewirkungen offene Wunden und eine sich stetig ausdehnende Verwesung des lebenden Körpers sind. Die Symptome sind zunächst rote Hautflecken, die sich zu Geschwüren entwickeln, schließlich aufbrechen und nach und nach den Gesichtsausdruck der Opfer absolut entstellen. Das fortgeschrittene Krankheitsbild zeigt sich in Verkümmerung und Schrumpfung der Gliedmaßen: die Finger werden gelähmt und fallen dann ab, so daß nur noch Handstümpfe übrig bleiben. Auch die Füße erleiden die gleiche Entwicklung. Diese entsetzliche Krankheit frißt sämtliche Organe an; es wird z. B. der Gaumenbogen verbildet, er verschwindet später ganz und so wird die natürliche Nahrungsaufnahme erschwert. Die Zerstörung der Nasenknochen- und -knorpel führen zu einem Verfall des Gesichts. Häufig laufen durch Aufbrechen von Geschwüren an den Augäpfeln die Augen aus.

Die Aussätzigen — diese Bezeichnung kündigt auch gleichzeitig ihr Schicksal — sinken zu hilflosen Geschöpfen herab, sie werden von ihren Mitmenschen oftmals brutal ausgesetzt — auch in unserer Zeit! — weil die aufgrund der Krankheit verbreitete Luft und der Anblick dieser Leidenden der menschlichen Umgebung unerträglich werden.

In Europa gab es z. B. im 13. Jahrhundert noch nahezu 20.000 Anstalten, die Lepra-Kranke beherbergten. Im 18. Jahrhundert bereits war dagegen der Aussatz in Europa dank allgemeiner hygienischer Maßnahmen überwunden.

Schon das Schicksal der Aussätzigen war selbst im alten Europa grauenerregend. Der Lepra-Kranke stand außerhalb der menschlichen Gesellschaft, er konnte nicht den Schutz der Gesetze für sich in Anspruch nehmen. Das Aussätzigen-Spital durfte von den in bitterer Not lebenden Kranken nicht verlassen werden. Sobald sich Gesunde den Aussätzigen näherten, mußten diese eine Handklapper betätigen. Ein unheimliches Signal des schleichenden Todes. Die überseeischen Leprösen blieben sich weiterhin in ihren primitiven Lebensformen selbst überlassen.

In den letzten 100 Jahren ist besonders viel für die Lepra-Kranken in aller Welt getan worden, besonders in sozialer Hinsicht. Hierzu haben die Aussätzigen-Hilfswerke, die Missionsstationen der Kirchen, die Gesundheitsorganisationen, besonders die WHO entscheidend beigetragen. Aber immer noch gibt es in unserer Zeit erschütternde Begegnungen mit Neu-Ausgesetzten. So berichtete Schwester Maria Regina in einem Brief an den Autor dieser Schrift aus dem Sichili-Hospital, P. O. Mulobezi, via Livingstone im afrikanischen Zambia, dem früheren Süd-Rhodesien:

»... im Moment kommen so viele Arme zur Station, denn überall herrscht eine Hungersnot. Das spüren besonders die Aussätzigen, die keine Hände und Füße mehr haben, denn sie können sich nichts verdienen. So bin ich für jedes Geschenk sehr dankbar. In letzter Zeit hatten wir ein paar sehr schwere Lepra-Fälle, und in der letzten Woche bat ein alter Mann um Aufnahme. Er hatte keine Hände und Füße mehr. In seinen jungen Jahren war er Häuptling gewesen — aber seit er den Aussatz hat, war er ausgestoßen, und seitdem er offene Wunden hatte und ihm ein Glied nach dem anderen abgefallen ist, hat man ihn einfach ausgesetzt; man brachte ihn in den Busch, und dort wäre er verhungert, wenn nicht durch reinen Zufall ein Mann vom Sägewerk nach Bäumen geschaut hätte. Heut ist er wieder so weit hergestellt, daß er wenigstens wieder alles essen kann. Es sollte hier viel mehr für diese Armen getan werden, aber alleine kann man es nicht.«

Man kann der tapferen katholischen Ordensschwester nur zustimmen. Diese 8 — 10 Millionen Lepra-Kranke in aller Welt bedürfen der internationalen Solidarität durch aktive Hilfe. Wir sollen sie nicht in ihrem Elend pflegen sondern heilen. Das ist ein allgemeines Gebot, übrigens schon sehr früh formuliert im Alten Testament als Gesetz vom Aussatz 3. Mose 14.

Wieder haben wir es mit einer Krankheit zu tun, die aus dem Elend, aus dem Zusammenbruch des Immunsystems kommt. Diesen Leidenden soll durch das Aloe-Heilsystem nachhaltige Hilfe dort zuteil werden, wo es noch nicht zu spät ist.

Wenn man bedenkt, daß die Heilpflanze Aloe, aus der nun der heilende Wirkstoff hervorgeht, in der Heimat dieser Lepra-Kranken ihren Ursprung hat und dort in ausgezeichneten sogenannten Arzneibuch-qualitäten wächst, ohne daß der Mensch bisher über die Erkenntnis von dieser Kraft der Natur verfügte, muß man erschüttert sein über die einfache Tatsache, daß die Zivilisation zwar dabei ist, die Erde auszuplündern aber keineswegs vermocht hat, eins der ersten Gebote der Schöpfung zu verwirklichen »Macht Euch die Erde untertan«.

Bei der Therapie mit Aloe-Extrakt muß noch mehr als bei anderen Krankheitsbildern auf die insgesamt geschwächte Konstitution des Lepra-Patienten Rücksicht genommen werden.

Daher wird grundsätzlich folgende Regel empfohlen:

Injektion von Aloe-Extrakt zunächst jeden 2. Tag eine Spritze zu 0,5 ml subkutan (Oberschenkel), insgesamt für die erste Kurphase 30 Injektionen. Danach ein injektionsfreies Intervall von 30 Tagen. Danach die zweite Kurfolge mit täglich 0,5 ml wie vorstehend. Nach 1 Jahr wird unter der Voraussetzung einer günstigen Beeinflussung des Krankheitsverlaufs der 1. Kur täglich 1 Ampulle zu nun 1 ml injiziert und zwar an 30 weiteren Tagen.

Danaoh wieder das übliche Intervall von 30 Tagen ohne Spritzen und im Anschluß die 2. Kurphase mit abermals 30 Tagen zu je 1 ml bei täglicher Verabfolgung.

Hat die erste Kur keinen Stillstand der Erkrankung gebracht, so wird die Kur nach deren Vorschriften wiederholt, also jeden 2. Tag nur 0,5 ml, mithin Gesamtdauer der 2. Kur unter Einschluß der Ruhezone 150 Tage. In diesem Fall müßte nach der 2. Kurfolge eine Verbesserung des Allgemeinzustandes eintreten, so daß dann im 3. Kurjahr die Grundkur durchgeführt werden kann.

Daneben sollte eine Behandlung mit Aloe-Emulsion stattfinden und zwar ist zunächst 2 x täglich Aloe-Emulsion auf alle befallenen Stellen leicht aufzutragen über eine Zeitspanne von 30 Tagen. Die Behandlung mit Emulsion ist jeden 2. Monat zu wiederholen.

Mit der Emulsion, die in keiner Praxis und Missions-Station der Entwicklungsländer fehlen sollte, ist nicht nur eine wirksame sondern auch billige Behandlungsmöglichkeit in die Hand gegeben, die die Grundlage für eine Resozialisierung dieser Schwererkrankten und damit eine Kostendämpfung für diese Länder, die ohnehin mit größter Sparsamkeit wirtschaften müssen, bietet. Welches Ausmaß die neue Behandlungsmethode haben kann, zeigt immer wieder die Zahl der Erkrankten von 8 — 10 Millionen in der Welt, die unter teurer Pflege und Versorgung stehen und dem Arbeitsprozeß entzogen sind.

MULTIPLE SKLEROSE

Man geht davon aus, daß dieses Leiden zu den Erkrankungen des Nervensystems gehört. Das trifft zu. Rückenmark und Gehirn sind erkrankt. Es wird aber oft nicht genügend beachtet, daß offenbar ebenfalls durch einen Programmierungsdefekt im Zentralnervensystem eine Fehlsteuerung der Gefäßbewegungen ein begleitendes Krankheitsbild gibt. Diese Fehlsteuerung im Sinne der Winiwarter-Bürgerschen

Krankheit mit entzündlichen Zellenansammlungen und Gewebeverdichtungen an den Arterienwänden, die zur Einengung der Strombahn führen, ist es, die auch bei MS angegangen werden muß. Daher ist immer bei jeder Behandlung die Durchblutung zu fördern. Gerade weil die Winiwarter-Bürgersche Krankheit eine Entzündung ist, kann sie die Vorstufe der multiplen Sklerose sein. Der Autor regt an, die Zusammenhänge gründlich zu erforschen, weil hier ein Weg der Ursachenerkennung für MS gegeben sein kann und damit das Tor zur Heilung dieses Leidens zu öffnen ist.

Symptomatisch für MS sind krampfartige Lähmungen in den Beinen, Gehstörungen, Zittern der Hände, der Augäpfel, Reflexausfälle, Blasen- und Mastdarmschluß sowie schwere Depressionen, die aber zwischen zwanghaftem Weinen und zwanghaftem Lachen auffallend wechseln. Zwischen den Schüben kommt es sogar bei den MS-Patienten zu ausgesprochen sanguinisch-heiterer Stimmung. Gerade diese »sonnigen, leichtbeschwingten Gemütstage« sind charakteristisch für MS und zeigen den ernsten Zusammenhang mit dem Zentralnervensystem geradezu zwingend auf. Der MS-Erkrankte verhält sich in mancher Beziehung wie ein Hysteriker.

Da die Hochschulmedizin davon ausgeht, daß die Ursachen der Multiplen Sklerose nicht bekannt sind, seien aus der Erfahrung des Autors Hinweise gegeben, die auf psychosomatische Hintergründe deuten: bei dem überwiegenden Teil von Testpersonen, die an Multipler Sklerose erkrankt sind, ließen sich klar ernsthafte und andauernde Spannungen in den Du-Beziehungen, negative Erfahrungen einschließlich traumatischer Natur im Sexualleben feststellen, die zu depressiver Grundstimmung und Einzelgängertum führten sowie zum Sozialprotest gegen die nähere Umwelt, häufig verbunden mit einem nicht aufgearbeiteten Ödipuskomplex. Im Ergebnis des sozialen Protestes gegen zugefügte schwerwiegende Enttäuschungen, Entzug von Liebe und Zärtlichkeit beginnt der vereinsamende Erkrankte sich durch die Krankheit zu definieren. Es wird eingeräumt, daß diese Thesis schockierend wirkt, der Autor schlägt aber vor, die an Multipler Sklerose Erkrankten durch Hypnose zu analysieren und ist sicher, daß sich diese Behauptung überwiegend bewahrheitet. In Anpasungsschwierigkeiten, Umstellungsproblemen beim Weggang aus dem Elternhaus verwurzelten, für die Krankheit entsprechend disponierten Menschen werden durch ihre zunächst unbewußte und später ins Bewußtsein aufgenommene manifeste Verweigerungshaltung im Zentralnervensystem solche Umprogrammierung, solche Veränderungen erleben, daß sich die Auslösung des Leidens ergibt. Während bei tiefgreifend erfahrenen psychischen Veränderungen aufgrund von Kümmernissen und Sorgen, Angstzuständen und andauernden Erregungs-Situationen sich wieder anders disponierte Patienten vor dem Zusammenbruch des Immunsystems sehen und sich eine Krebserkrankung zuziehen, ist bei der Disposition des Typus zu Nervenerkrankungen die Möglichkeit der Multiple Sklerose angezeigt. Typisch erscheint, daß diese Krankheit bei jungen Menschen auftritt, die noch stark in die vorstehend beschriebene Problematik der Psyche einbezogen sind.

Zur Umstimmung im Zentralnervensystem, zur Stimulierung der Abwehrkräfte und des Lebenstonus aber trägt Aloe-Extrakt entscheidend bei.

Durch Aloe-Injektionskuren sind bei MS-Erkrankten seit einer Reihe von Jahren Stagnation im Krankheitsverlauf, sogar konstante Besserungen und Heilungen eingetreten, wenn die Krankheit rechtzeitig erkannt wurde. Es wird daher hier eine Therapie-Empfehlung gegeben, damit vielen MS-Kranken Hoffnung und Besserung, vielleicht sogar eine wesentliche Veränderung ihrer Lebensumstände ermöglicht wird.

Der Aloe-Extrakt wird an 30 aufeinanderfolgenden Tagen aus Ampullen zu 1 ml subkutan unter die Oberschenkelhaut injiziert. Es erfolgt eine injektionsfreie Pause von 30 Tagen, worauf sich die zweite Kurphase von weiteren 30 Injektionen, 1 x täglich in den Morgenstunden, anschließt.

Tritt danach keine merkliche Besserung des Allgemeinzustandes ein, so soll erstmals nach 1 Jahr, 4 weitere Jahre lang, also 1 x im Jahr, die Kur nach den vorstehenden Anweisungen wiederholt werden.

Wichtig aber sind therapiebegleitende Maßnahmen. Unerläßlich überdies ist die Ernährungsumstellung.

Wir geben ein Diätrezept, das wir aus Erfahrung von vielen anderen ausgewählt haben. Es ist das nach Prof. Dr. Brauchle:

»Strenge Rohkost über Monate mit Zusätzen von Weizenkeimlingen oder frisch gekeimten Getreidekörnern, besonders bei frischen Krankheitsschüben« (aus Bioläden, Reformhaus). Wir schlagen konkret vor, während der Aloe-Kurzeiten, also 90 Tage lang, die Rohkostdiät mit vielen vitaminreichen Frischsäften durchzuhalten mit Ausnahme von Blumenkohl und Rhabarber.

Unbedingt vermieden werden muß Alkohol, Kaffee, schwarzer Tee, Senf, Kochsalz, Zucker, Essig und Pfeffer.

Es wird indischer Nierentee empfohlen.

Wichtig sind Teilsonnenbäder, Entspannungsmassagen und Bewegungsübungen, damit der Gang, die Gehfähigkeit und die Greifbewegungen wieder verbessert werden können.

Der Kranke muß bei allem vorsichtig behandelt werden, er darf sich bei keiner Übung überanstrengen. Schwere Rückfälle sind sonst die Folge.

Einhergehen mit der Behandlung muß die psychologische Arbeit mit dem Kranken: Er muß Lebensmut bekommen, sein Vertrauen in seinen Organismus und Lebenstonus muß behutsam aufgebaut werden. Er soll erkennen, daß er Aussicht auf den Stillstand des Leidens und sogar Heilung erhalten kann. Wichtig ist es, daß der Psychologe und behandelnde Arzt die seelisch-psychologische Arbeit nach und nach auf eine funktionierende Du-Beziehung des Patienten überträgt.

Nach jeder Aloe-Kur empfehlen wir die Behandlung mit Recarcin (Apotheke) in Form von Kapseln und Einreibungen.

Die russische Ärzte aus Minsk, die nach der Methode von Prof. Filatow mit Aloe seit langem arbeiten (Dr. Meljankow und Dr. Rjabinina), berichten in ihrer Arbeit »Die Anwendung der Gewebetherapie bei Erkrankungen des Nervensystems« schon 1958 von Heilerfolgen bei Multiple Sklerose . . .

Jährlich ein Kuraufenthalt in waldreichen Höhenlagen über 700 m sind zu empfehlen.

NERVENENTZÜNDUNGEN

Weit verbreitet ist eine bestimmte Erscheinungsform der Nervenentzündungen: die Polyneuritis. Sie ist eine gemeine Entzündung zahlreicher Nerven und löst eine Störung der motorischen oder der sensiblen Leitung des Nervensystems, manchmal beides, aus. Es gibt auch eine degenerative Form dieser Krankheit. Oftmals wird die Polyneuritis mit multipler Sklerose verwechselt. Wie bei dieser entarten bei fortgeschrittenem Prozeß die Muskeln und die Sehnenreflexe lassen nach, kommen schließlich vollständig zum Erliegen. Typisch sind Gehstörungen, die Lähmung in Beinen und Armen, Herzklopfen, Schweißausbrüche. Nervenstränge und Muskeln sind sehr schmerzhaft.

Es ist folgende Therapie anzuwenden:

1. Umstellung der Ernährung überwiegend auf Rohkost, bevorzugt Obst und Gemüse aus dem Vitamin B-Bereich (Karotten, Tomaten etc.)
2. Luftbäder, erst bei abklingenden Entzündungen Sonnenbäder
3. Massagen zuerst in nicht erkrankten Bereichen, später auch im Entzündungsfeld.
4. Packungen und medizinische Bäder
5. Injektions-Kur mit Aloe-Extrakt wie folgt:

    Jeden 2. Tag eine Ampulle mit 1 ml unter die Haut (Oberschenkel) spritzen und zwar in den Morgenstunden mit anschließend 15 Minuten Ruhe vor dem Frühstück; insgesamt 15 Injektionen in der 1. Kurphase. Danach 20 Tage injektionsfrei. Hierauf die zweite Kurphase mit 15 Injektionen, wobei wiederum jeden 2. Tag 1 ml injiziert wird.

    Wiederholung der Kur nach 9 Monaten.

Ursache der Polyneuritis kann der Mißbrauch von Alkohol, Nikotin, und chemischen Medikamenten sein. Manchmal ist die Erkrankung auch eine Folge von Diphterie. Ferner treten als Ursachen auf Kohlenoxydvergiftung wie auch Arsenikvergiftungen. Auch Blei, Schwefelwasserstoffintoxikationen können Nervenentzündungen dieser Art auslösen. Ebenfalls können die Zuckerkrankheit, Pocken, Malaria sogar Grippe Nervenentzündungen zur Folge haben.

Da Aloe-Extrakt gerade gegen Vergiftungen wirkt, wird die Kur konstante Heilerfolge erbringen.

NEURODERMITIS

Es handelt sich um im Körper selbst entstandene (also endogen) oder aus der Disposition des Körpers entstandene, nicht durch äußere Einflüsse bedingte Ekzeme. Nach Untersuchungen von Dr. Vaitl, fand man bei Patienten, bei denen Allergiefaktoren eine große Rolle spielten sowie Ernährungs- und Stoffwechselprobleme, folgende Psycho-Syndrome: »gesteigerte Reizbarkeit, Einzelgängertum mit depressiver Verstimmbarkeit, starke Mutterbindung und masochistische Tendenzen. Diese psychischen Ursachen sind entscheidend am Wiederaufleben wie am Verschwinden der Krankheit beteiligt, ohne selbst kausale psychische Auslöser der Erkrankung sein zu müssen.« Das trifft genau auch die Feststellungen des Autors. Auslöser ist bei diesem Patienten-Typus stets der Stoffwechsel auf der Basis von Ernährungsstörungen. Der Patient ist ein nervöser Esser, schlingt in depressiver Stimmung die Speisen hinein, Essen nahezu eine Ersatzhandlung bei sexuellem Unbefriedigtsein. Die Grundbehandlung muß psychologisch sein, mit Aussprachemöglichkeiten des Patienten. Die Gesprächstherapie muß ganz auf den Klienten konzentriert sein! Mehr Besprechung Gleichgestellter als Befragung eines Patienten! Er darf nicht das Gefühl eines Erkrankten, sondern eines Mandanten haben, der sich einem Erfahrenen freundschaftlich anschließt.

Diese Gesprächstherapie wird begleitet von einer Behandlung mit Aloe-Extrakt, der stimulierend über das Zentralnervensystem wirkt.

Hierzu folgende Vorschläge:

> 30 Injektionen, jeden 2. Tag eine Spritze von 1 ml Aloe-Extrakt, werden subkutan (Oberschenkel) verabfolgt. Danach tritt ein Intervall von 30 Tagen ein. Hierauf folgt eine zweite Phase von 30 Spritzen in gleicher Anwendung, ebenfalls jeden zweiten Tag eine Applikation.

Während der Erkrankung kann eine Aloe-Emulsion unterstützend aufgetragen werden. Rohkostreiche Ernährung ist zu empfehlen. Nach Abschluß der Kur sollte 6 Monate lang Brennesselsaft 3 x täglich eingenommen werden. Sind die Entzündungen nässend, wird statt der Aloe-Emulsion trockene Heilerde aufgelegt (Apotheke).

NIERENERKRANKUNGEN

Klinische und experimentielle Analysen der letzten Zeit weisen einen heilenden Einfluß der Aloe-Präparate auf die Nierenfunktion nach, die von großer Bedeutung für die Tätigkeit des Herzens und der Gefäße ist. Es liegen ärztliche Berichte über die Dynamik der Veränderungen des funktionellen Zustandes der Nieren, selbst bei älteren Menschen, als Ergebnis der Aloe-Therapie vor. Danach wird durch die Therapie die Nierentätigkeit deutlich stimuliert, wobei diese stimulierende Wirkung sowohl den intrarenalen Blutkreislauf (den Blutkreislauf in den Nieren selbst), als auch die Ausscheidungsfunktion der Nieren betrifft. Aus den ärztlichen Berichten geht hervor, daß durch die Therapie die Durchblutung der Nieren aktiviert wird und sich die Geschwindigkeit der Glomerulofiltration, also der natürlichen Dialyse, der Nierenwäsche, erhöht; nach drei Aloe-Kuren wuchs bei den behandelten Patienten die Glomerulofiltration um das eineinhalbfache. Neben der Besserung des intrarenalen Blutkreislaufs wurde auch eine Verbesserung der Stickstoffausscheidungsfunktion festgestellt. Die untersuchenden Ärzte haben im Vergleich der Therapieeffektivität bei Patienten zweier Altersgruppen — von 50 bis 59 und 60 bis 74 Jahren — beobachtet, daß die Therapie beim Krankengut der älteren Jahrgänge einen größeren stimulierenden Einfluß zeigte, als bei der jüngeren Gruppe. Die günstigen Veränderungen im Funktionszustand der Nieren sind mit einer Verbesserung der Stoffwechselprozesse in den Nieren verbunden. Wesentlich ist bei der Therapie mit Aloe der günstige Einfluß der Wirkstoffe auf das Nierenkapselgewebe.

Wenn man bedenkt, daß die Prognosen bisher sowohl in der Hochschulmedizin wie auch in der Naturheilkunde für schwere Nierenerkrankungen in Bezug auf eine Heilung recht düster sind, so kann mit Einführung der Aloe-Therapie in die ärztliche Praxis von einer Wende zum Guten mit einer gewissen Berechtigung gesprochen werden. Ein so kompliziertes System wie das der Nieren ist für viele Belastungen und verschiedenartige Krankheitsbilder anfällig. Die Therapie muß hier vom behandelnden Arzt sorgfältig differenziert werden. An dieser Stelle wird daher folgende Grundregel für eine Behandlung gegeben:

2 mal in der Woche wird der biostimulierte Aloeextrakt = 1 ml in den Oberschenkel subcutan injiziert, bis 30 Injektionen erreicht sind. Danach erfolgt ein spritzenfreies Intervall von 30 Tagen, an das sich die zweite Kurphase nach der vorangegangenen Regel anschließen soll. Danach folgt eine abermalige Kurpause von weiteren 30 Tagen und dem letzten Kurabschnitt, sodaß insgesamt 90 Ampullen zum Einsatz kommen.

Es ist darauf zu achten, daß die Injektionen in den Morgenstunden verabfolgt werden.

Die vorstehenden Grundregeln gelten nur für Erwachsene. Wichtig ist die Beachtung einer Nierendiät, bei der besonders auf salzfreie Ernährung streng geachtet werden muß. Empfehlenswert ist stets Rohkost. Bei günstigem Krankheitsverlauf kann die Kost auch durch eiweißhaltige Nahrungsmittel ergänzt werden. Die Therapie kann wirksam unterstützt werden durch eine Mischung von Bohnenschalen, Ortosiphon und Hagebutten als Tee.

Eine Förderung der Therapie bietet sich durch Meerrettich-Destillate an, da Meerrettich die Nierendurchblutung fördert.

OZAENA

Ein klangvoller Name für eine übelriechende Erkrankung der Nase. »Stinknase« ist der allgemein bekanntere Begriff. Dieser Name besteht zurecht. Ein wahrhaft übler Geruch geht von der befallenen Nase aus. Das ist die Folge bakterieller Zersetzung der Borken, die sich durch Entzündungen in der Nase bilden.

Es sind folgende Behandlungen ratsam:

Aloe-Injektionskur: 15 Injektionen in der Applikation täglich 1 x 1 ml subkutan (unter die Haut), hierauf ein Intervall von 12 Tagen, anschließend 15 weitere Injektionen

PSORIASIS

Die Schuppenflechte hat sehr unspezifische Veränderungen zur Grundlage. Typisch sind Angstzustände, besonders Lebensangst, Angst vor Strafe, sogenanntes »schlechtes Gewissen« und vor allem Minderwertigkeitsgefühle. Die Psoriasis führt auch oft zu Haarausfall und völliger Glatzenbildung. Die Krankheit verläuft langwierig und ist von Rückfällen gekennzeichnet. Oftmals sind Stoffwechselstörungen die Ursache. Im Zusammenhang mit der Zuckerkrankheit tritt die Schuppenflechte, deren Juckreiz unerträglich wird, ebenfalls auf.

Die von der Schulmedizin verordneten Salben oder Bestrahlungsbehandlung können nur zu einer Abheilung führen und zum zeitweisen Verschwinden der Schuppen. Eine Heilung tritt jedoch nicht ein, da die wirklichen Ursachen nicht angegangen werden und diese liegen in einer Störung im Informationsapparat des Zentralnervensystems. Es ist also wichtig, hier anzusetzen.

Es werden folgende Therapiehinweise gegeben:

1. Injektionskur: 30 Tage lang täglich Aloe-Extrakt zu 1 ml subkutan (Oberschenkel) in den Morgenstunden. Danach eine Kurpause von 30 Tagen. Angeschlossen wird der zweite Teil der Kur von weiteren 30 Tagen in gleicher Anwendung. Die Kur kann ein Jahr später wiederholt werden.
2. Völlige Abstinenz im Bezug auf Nikotin und Alkohol während der Krankheit. Kochsalz wird durch Meersalz ersetzt, Öl und Fett wird sparsam angewendet (keine Butter, dafür Sonnenblumenmargarine),
3. während der Behandlung vorzugsweise Rohkostdiät, vor allem Grüner Salat ist zu empfehlen, Rettich, Radieschen,
4. Sonnenbäder.

PSYCHISCHE HAUTERKRANKUNGEN

AKNE

Die verschiedenen Erscheinungsformen des Finnenausschlages — akne vulgaris — quälen die meist jugendlichen Patienten deswegen in vielen Fällen so langwierig, weil der psychosomatische Hintergrund nicht analysiert wird.

Die Haut ist ja als die äußere Begrenzungsfläche des menschlichen Individuums ein geradezu prädestiniertes Organ des Ausdrucks für das Sichtbarmachen von Erscheinungen der Gefühlswelt. Dazu gehört das Erröten und Erblassen genauso wie die sogenannte Gänsehaut. Es sind also eine ganze Reihe von psychischen Vorgängen beteiligt, wenn Störungen im Funktionsmechanismus zwischen Hautdrüsen und Gefäßen auftreten. Akne ist eine Gleichgewichtsstörung der Sekretion der Talgdrüsen. Sie tritt auf vom Beginn der Pubertät bis etwa zum 25. Lebensjahr. Sind Erwachsene nach dieser Altersgrenze noch von Akne betroffen, so finden sich bei ihnen häufig Verzögerungen in ihrer Reifung sowohl sexuell als auch in der Einheit des Gefühlslebens, also der Einheit von Stimmungen und Antrieben wie Lust- und Unlust, Zorn, Freude, Trauer. Die Empfindungen werden nicht ausgeglichen, nicht aufgearbeitet. Es folgen innere Konfliktsituationen. Nicht verwirklichte Triebe sind sehr häufig Auslöser von Akne aufgrund von Störungen der Talg-Drüsenfunktionen. Akne kann auch ernährungbedingt sein, so z. B. durch ein Übermaß des Verzehrs von Schweinefleisch, Eiern, Speck etc. Es werden Stoffwechselerzeugnisse nicht mehr wie erforderlich in genügendem Maße durch die Haut ausgeschieden.

Es gibt eine weitere, besonders unangenehme Spielart der Akne, die bei weiblichen Patienten auftritt. Hier wird durch Quetschen oder Kratzen die Haut beschädigt, und es entstehen linsengroße flache Narben, die sich sehr leicht entzünden. Es handelt sich in diesen Fällen ursächlich um Auto-Agressionen, Selbstbestrafungen, Protest, Protesthaltungen gegen die Umgebung (Eltern, Lehrer usw.). Die Agressionen sind zwanghaft und dienen bei schon neurotischen Patienten dem Abfluß von Spannungszuständen.

Es wird bei Akne folgende Therapie empfohlen:

1. Es wird auf die befallenen Stellen 1 x täglich (vor dem Schlafengehen) Aloe-Emulsion aufgetragen und zwar 12 Tage lang.
2. Gleichzeitig erfolgt eine Injektion mit Aloe-Extrakt und zwar 15 Spritzen zu 1 ml subkutan (Oberschenkel), zunächst die ersten 4 Injektionen täglich, ab 5. — 15. jeden zweiten Tag je eine in den Morgenstunden. Danach ein injektionsfreies Intervall von 20 Tagen. Anschließend nunmehr täglich 1 Injektion, insgesamt wiederum 15 Spritzen als zweite Kurphase.
3. Während des Intervalls und nach der Kur soll täglich 3 x (morgens, mittags und abends) nach den Gebrauchsinformationen der Packungsbeilage Brennessel-Saft aus dem Reformhaus, Drogerie oder Apotheke eingenommen werden. Diese Kur richtet sich nach dem Verlauf der Krankheit, sie sollte bei Jugendlichen während der ganzen Pubertätszeit beibehalten werden.

CHRONISCHE NESSELSUCHT

Die Urticaria tritt auf durch verdrängte Agressionen sowie bei masochistischen und exhibitionistischen Neigungen. Es handelt sich um neurotische Spannungstendenzen mit demonstrativem Protest gegen die Umwelt und zwar meist gegen Liebesentzug und Defiziten an Zuneigungen. Der Patient stimuliert eine Art Sebstbestrafung. Die Haut spielt als Kontakt- und Ausdrucksorgan hierbei eine zentrale Rolle.

Man wird die Ursachen durch psychologische Behandlung angehen müssen. Daneben ist eine Kur mit Aloe-Extrakt zu empfehlen, die hier besonders sorgfältig auf psychologische Weise dem Patienten zu erklären ist: daß nämlich der Wirkungsmechanismus über das Zentralnervensystem erfolgt und eine Normalisierung des von hier ausgehenden Informationsprozesses eingeleitet wird. Die Nesselsucht kann auch entstehen durch medikamentöse Gifte, sowie Allergien gegen bestimmte Pflanzen und Tiere. Allergie-Test ist immer zu empfehlen. Oft liegt auch eine Allergie gegen Erdbeeren vor.

Sowohl bei der psychischen wie auch der organischen Ursache — Aloeextrakt wirkt besonders nachdrücklich bei Intoxikationen (Vergiftungen) angewendet — ist eine Injektionskur zu empfehlen:

Aloe-Extrakt wird in Ampullen zu je 1 ml insgesamt 15 x in der ersten Kurphase subkutan (Oberschenkel) gespritzt und zwar die ersten 4 Injektionen täglich, von der 5. — 15. jeden zweiten Tag eine. Danach ein Pausieren von 20 Tagen, worauf sich die zweite Kurphase mit weiteren 15 Spritzen, dieses Mal jeweils in täglicher Aufeinanderfolge anschließt.
Salzarme Ernährung unter Einschluß von Obst (außer Erdbeeren) und viel Gemüse sind wichtig!

RHEUMATISMUS

Rheumatismus ist der Oberbegriff für die vielfältigen Erscheinungsformen der Erkrankung des Bindegewebesystems. Der Begriff, der aus dem Griechischen kommt und »Fließen« bedeutet, kennzeichnet deutlich die Symptome: die Schmerzen fließen tatsächlich durch verschiedene Organe des Körpers, sie ziehen also umher und treten mit wechselnden Beschwerden als Entzündungsschmerzen auf. Wenn man sich den Ablauf dieser unangenehmen, durch den ganzen Körper gehenden Schmerzzustände klar machen will, hat man sich die Struktur des Bindegewebes vorzustellen. So stellt sich das Bindegewebe als ein Netz in vollendeter Feinheit dar, das in allen Organen vorhanden ist und als Stützgerüst dem Körper den eigentlichen Halt und eben auch seine Form gibt. Erkrankt also das Bindegewebe, so kann die Krankheit damit in alle Teile des Körpers dringen. So kommt es zu den vielen Krankheiten des rheumatischen Formenkreises wie dem Rheumatismus der Muskulatur, der Gelenke, der Wirbelsäule, um nur einige zu nennen. Die Einteilung der rheumatischen Erkrankungen erfolgt übrigens nach diagnostisch-therapeutischen Merkmalen, die in einer besonderen Nomenklatur der internationalen Rheumaliga in Toronto im Jahr 1957 festgelegt worden sind.

Wenn man bedenkt, daß Rheumatismus oftmals eine das ganze Leben begleitende Erkrankung mit Ausfall der Arbeitsfähigkeit und vorzeitigem Siechtum ist, so fordert gerade diese eminent soziale Bedeutung sämtliche therapeutischen und hygienischen Leistungen heraus, zu denen die Gesellschaft fähig ist.

Als Ursachen für die häufigsten Krankheitsformen des Rheumatismus nimmt die Medizin Bakterien an, die in den Kreislauf eindringen. So z. B. chronische Anginen wie auch kranke oder tote Zähne. Solche Bereiche verursachen oft keine lokalen Beschwerden und daher schenkt man ihnen keine Beachtung; aber derartige Eiterherde geben immer im ständigen Ablauf Bakteriengifte ab, die zunächst noch von den Immunkräften überwunden werden, wobei jedoch eines Tages das ständig einseitig überlastete Immunsystem überempfindlich wird und der manchesmal über Jahre gehende Zustrom von Giften das überforderte Immunsystem in diesem Bereich umschlagen läßt. Die Reaktion ist der Ausbruch der rheumatischen Entzündung. Oftmals begünstigten Ernährungsfehler den Ausbruch einer rheumatischen Erkrankung. Die bekannten Erkältungskrankheiten, vor allem, wenn sie verschleppt werden, können ursächlich sein wie auch Unterkühlungen oder chronisch kalte Füße. In diesem Zusammenhang sei darauf hingewiesen, daß man chronisch kalte Füße und die damit im Zusammenhang stehenden Durchblutungsstörungen schnell und wirksam mit Arnikasalbe bekämpfen kann, die eine hervorragende Tiefenwirkung ausübt.

Wenig, nach Auffassung des Autors allzuwenig, bekannt ist die Tatsache, daß eine allgemeine Erschöpfung ebenfalls Ursache für eine rheumatische Erkrankung sein kann. Durch ständige Überlastungen und Streßzustände sowie durch die Angst, sich auftürmende Probleme oder Lebensaufgaben nicht meistern zu können, wird die Art und Weise der Reaktion des Zentral-Nervensystems anormal in Anspruch genommen und krankhaft umprogrammiert. Wir erkennen also den Zusammenhang mit dem vom Zentral-Nervensystem gesteuerten Immunapparat, dem System der körpereigenen Abwehrkräfte. Jede Behandlung muß sich also auf Normalisierung der Lebensumstände des Patienten konzentrieren, krankmachende Umstände beseitigen helfen! Eine rein arzneiliche Behandlung wird den hier so notwendigen Dauererfolg vermissen lassen, wenn nicht in erster Linie die Lebensweise des Erkrankten positiv beeinflußt und seine Immunkräfte wieder systematisch aufgebaut werden. Meist ist der Rheumaerkrankte mutlos im Zusammenhang mit der bisherigen Krankheitsprognose und deswegen kommt es darauf an, das der Arzt — oder, hier müssen wir schon realistisch einräumen, wo er überfordert ist, an seiner Stelle die soziale Gemeinschaft der Rheumaliga — die Therapie auch psychologisch konzipiert.

Häufig tritt die Frage auf, ob Rheumatismus erblich ist. Eine Sorge, die praktisch von der psychischen Seite die Einstellung zur Krankheit und Heilungserwartung beeinflußt.

Nach vorliegender Erkenntnis ist die Krankheit selbst nicht erblich. Wohl aber kann auf Grund ererbter Schwächen in bestimmten Bereichen eine Disposition für die Krankheit, also für eine rheumatische Reaktion gegeben sein.

Nunmehr ist eine Kombination zwischen den Wirkstoffen aus den biostimulierten Blättern der Aloe und einer Rezeptur der ostasiatischen Medizin entwickelt worden, die bei Rheumatismus erfahrungsmedizinisch Heilung verspricht und auch nach den Kriterien der Hochschulmedizin wichtige Hinweise auf den Wirkungsmechanismus gibt. Es handelt sich um ein Teegemisch, das zu je ⅓ aus

getrockneten biostimulierten Aloe-Blättern,
Tinnevelly Sennesfrüchten
und Blättern von Orthosiphones

besteht.

Die Orthosiphonespflanze kommt im gesamten Gebiet von Ostasien und in besonderen Qualitäten in Indonesien vor. Als Monodroge ist Orthosiphones in Europa als indischer Nierentee bekannt. Die Blätter haben eine gewisse Ähnlichkeit mit Pfefferminze. Interessant ist die Pharmakologie der Pflanze. So hat sich im Tierversuch durch Orthosiphonaufguß die Diurese gesteigert sowie die Chloridausscheidung und bei Bleivergiftung die Ausscheidung von Blei. Die Glomerulofiltration, also die natürliche Nierenwäsche nahm erheblich zu. Klinische Untersuchungen ergaben eine gute Ödemausschwemmung bei Nierenleiden und bei Herzinsuffizienz. Orthosiphon wirkt galletreibend und leicht spasmolytisch.

Orthosiphon enthält das wertbestimmende Glykosid Orthosiphonin, das Saponin Sapophonin, etherische Öle und Kaliumsalze.

Die Sennesfrüchte (Schoten) sind für die Verdauung von großer Wichtigkeit, da rheumatische Erscheinungsformen auch immer mit Störungen der Darmtätigkeit einhergehen. Die Sennesfrüchte fördern die Entgiftung des Organismus. Der durch Senna bei langanhaltendem Gebrauch auftretende Kaliumverlust wird durch Orthosiphon etwa ausgeglichen.

Aloe-Blätter, die eine mild abführende Wirkung haben, verfügen mit ihrem biostimulierten Wirkstoffkomplex über die erforderlichen Stimulantien, über das Zentral-Nervensystem die körpereigenen Abwehrkräfte gegen die Ursachen die Rheumaerkrankungen zu mobilisieren.

Das Teegemisch darf nicht während der Schwangerschaft und Menstruation verabreicht werden.

Um die Wirkung der Tee-Therapie zu erhöhen, ist geraten, eine unterstützende Behandlung mit der Applikation von Aloe-Extrakt aus biostimulierten Aloe-Blättern (wäßriger Extrakt) durchzuführen: es wird zweimal pro Woche einen Monat lang eine Injektion von 1 ml subcutan in die Haut eines Oberschenkels verabfolgt. Danach tritt eine Injektionsfreie Phase von 4 Wochen ein, bei der aber die Tee-Therapie weitergeführt wird. Nach diesen 4 Wochen wird die Kur wiederholt. Eine erneute Injektionskur ist erst nach einem Jahr angezeigt, dagegen sollte die Tee-Behandlung während des ganzen Krankheitsverlaufes bis zur Heilung beibehalten werden. Der Tee ist nach den Gebrauchsinformationen der Packung mit täglich bis zu zweimal eine Tasse zu reichen. Aloe-Extrakt injiziert baut Harnsäure ab. Das ist eine der wichtigsten Grundlagen für die Rheuma-Bekämpfung.

Bei allen Rheumatherapien wird letztlich nur Erfolg eintreten, wenn Diätvorschriften eingehalten werden. Die Rheumadiät hat vor allem ein Ziel: der Harnsäurebildung entgegenzuwirken. Es müssen also Nahrungsmittel vermieden werden, die für Harnsäurebildung (Purin) charakteristisch sind. Hierzu gehören: Bohnenkaffee, Schwarztee, Kakao, Alkohol einschl. Bier, Schokolade, Torten und Kuchengebäck, Suppen jeder Art, Fisch- und Räucherwaren, Salz, Zucker, Fleisch- und Wurstwaren, Marmeladen und Mehlspeisen, Linsen, Erbsen, Bohnen, Rosenkohl.

Vorstehende Speisen müssen als verboten gelten. Erlaubt sind dagegen: frische Früchte, Kartoffeln, Quark, Frischgemüse, Camembert sowie alle kochsalzarmen Käsesorten, Eigelb, Brot — mit Ausnahme von Vollweizen, kochsalzarme Getreide, Pflanzenfett, kleine Mengen von Teigwaren, Nüsse.

Ausgesprochen empfehlenswert sind Radieschen, Sellerieknollen, Gurken, Meerrettich, Schwarzwurzel, Kohl, Champignon, Melonen, Zitronen und ungezuckerter Traubensaft.

Durch den Nahrungsmittelaustausch mit fernen Ländern kann der Diätspeisezettel also auch beim Rheumapatienten abwechslungsreich und appetitlich sein.

Günstig ist auch die Einnahme von Birkensaft, der entzündungswidrig ist und Harnsäure ausscheidet im Wechsel mit Brennesselsaft, der den Stoffwechsel anregt.

Die empfohlene Teemischung kann die Apotheke oder das Kräuterhaus liefern.

RÜCKENMARKENTZÜNDUNG

einschließlich »Polio«

Da Aloe fortan zu den Heilpflanzen gezählt werden kann, die in hervorragender Weise die Zellumwandlung beeinflussen, ist die Therapie mit Aloe-Extrakt bei allen Krankheiten angezeigt, bei denen die Zellgewebe und die Nervenzellen betroffen sind.

Dazu gehören alle jene schmerzhaften Leiden, die unter Myelitis wissenschaftlich einzuordnen sind. Am bekanntesten ist ja die verhängnisvolle Poliomyelitis, als Polio abgekürzt, die Bezeichnung für Kinderlähmung. Sie ist eine akute Entzündung der grauen Vorderhörner im Rückenmark. Die Symptome der Rückenmarksentzündung haben Ähnlichkeit mit den Anzeichen der multiplen Sklerose.

Es werden folgende Therapievorschläge gegeben:

---

1. Für Erwachsene:

30 x, täglich aufeinanderfolgend eine Injektion 1 ml Aloe-Extrakt subkutan (Oberschenkel), darauf 30 Tage Ruhepause, danach weitere 30 Injektionen jeweils 1 x täglich in den Morgenstunden bei anschließender Ruhe von 15 — 20 Minuten.

Treten heftige Schmerzen an einigen Tagen auf (Erstverschlimmerung), so wird unter Umständen, die der Arzt bestimmen muß, 0,5 ml 1%-ige Novocain-Lösung injiziert.

2. Für Kinder ab 5. Lebensjahr bei Polio:

An 4 aufeinanderfolgenden Tagen 0,5 ml Aloe-Extrakt unter die Haut eines Oberschenkels injizieren, von der 5. Injektion an bis zur 25. nur jeden 2. Tag eine Spritze wie vorstehend; danach 28 Ruhetage spritzenfrei, alsdann noch 8 Injektionen zu je 0,5 ml in täglicher Aufeinanderfolge, danach wiederum 7 Tage der Ruhe ohne Injektion, schließlich nach Beendigung dieses Intervalls die letzte Spritzenreihe von insgesamt 14 Injektionen zu 0,5 ml, wobei jeden 2. Tag eine verabfolgt wird (subkutan). Es handelt sich hier um einen Grundsatzhinweis, der vom behandelnden Arzt variiert werden kann.

Solange Fieber besteht, muß gefastet werden. Ernährung erfolgt nur mit reinem Kirschsaft. Ist der Patient fieberfrei, wird auf Obst und Gemüserohkost umgestellt. Kreuz und Rücken sind häufig (4 x am Tag) mit Olivenöl einzuölen.

Krankheitsursachen sind meist schwere Infektionskrankheiten wie Masern, Röteln, Typhus, Malaria, Lungenentzündung oder sind durch Fortleitung von Erregern auf dem Blutwege entstanden. Man sieht also, wie wichtig es ist, diese Basiskrankheiten richtig zu behandeln und auszukurieren.

Prof. Barsegjan stellte bei seinen Versuchen am Rückenmark nach der Aloe-Injektions-Kur fest, daß sich eine »Verstärkung der regenerativen Prozesse zeigt, u. a. die **Wiederherstellung der Impulsüberleitung über den durchtrennten Rückenmarkabschnitt!**

SCHIZOPHRENIE

Diese oftmals unauffällige, schwere Erkrankung ist eine endogene, also eine nicht von außen, sondern im Organismus selbst entstandene Psychose, von der das klassische medizinische Wörterbuch PSCHYREMBEL sagt, die Entstehungsursache, die Genese, sei unbekannt.

Der weltberühmte russische Psychologe Pavlov, der sich jahrelang mit dem Problem der Schizophrenie beschäftigte, äußerte sich kurz vor seinem Tode 1936 wie folgt:

»Bei experimentellen Erkrankungen des Zentralnervensystems treten fast immer einzelne Anzeichen von Hypnose auf, dieses Zeichens des physiologischen Kampfes gegen die krankmachende Ursache. Daher kann man die katatonische Form der Schizophrenie, (also diejenige Krankheitsform dieses Typs, die unter abnormalen Erregungszuständen verläuft) mit ihren hypnotischen Symptomen als physiologische Schutzhemmung denken, die die Tätigkeit des erkrankten Gehirns einengt und vollkommen aufhebt. Die erste therapeutische Maßnahme sollte daher die Ruhigstellung sein.«

In den Pavlovschen Kliniken war daher die Schlaftherapie besonders beliebt.

Das Wesen der Schizophrenie stellt sich in der Störung des Denkprozesses dar, es wird beharrlich eine eigentümliche, nur scheinbar gegebene Logik entwickelt, die Beziehungen des Ichs zur Umwelt sind gestört, die Umwelt wird verändert erlebt, alltägliche Informationen und Erlebnisse werden in ihrer Bedeutung verändert und zwar ins Unheilvolle hinein in Beziehung zur eigenen Person gebracht, wie z. B. Fernsehnachrichten über irgendwelche Probleme werden als verschlüsselt bestimmte Warnungen auf das eigene Ich bezogen; es treten Begriffsverschiebungen im Denkablauf ein, wobei Sperrungen, Entzug, Eingebungen eine Rolle spielen. Die Zerrüttung des Denkens führt schließlich zu einem völligen Verfall. Meist ist der Affekt ganz erheblich verändert: es treten zum einen Sprunghaftigkeit und Reizbarkeit auf, zum anderen wieder völlige Gleichgültigkeit, dann wieder Imponiergehabe und Agressivität. Wahnideen, Halluzinationen sind häufig.

Die Schizophrenie wird in der westlichen Medizin durch Chemotherapie in Verbindung mit Schocktherapien und psychsozialen Methoden, also Arbeitstherapien, soziale Stimulation des Patienten, durchgeführt.

Wie schon ausgeführt, ist eine Grundlage der Pavlovschen Therapie der Heilschlaf. Hierzu führt Dr. med Max Brandt in seiner Analyse der Schlafbehandlung u. a. aus:

»Besondere Beachtung verdienen die Methoden des bedingt reflektorischen Schlafes, die Behandlung mit suggeriertem Schlaf und die Verwendung der Hypnose, mit denen man einen genügend tiefen und langen Schlaf bei wesentlicher Verminderung oder Herabsetzung der Schlafmittel erzielen kann.

Für die Dauer der Schlafbehandlung werden bei chronischen inneren oder nervösen Erkrankungen 12 — 15 Tage empfohlen; wünschenswert ist eine eintägige Unterbrechung in der Mitte der Periode. Die Dauer der Behandlung muß für jeden Kranken individuell festgesetzt werden, abhängig von seinem Zustand und dem Charakter der Erkrankung. Das Aufwecken des Patienten soll allmählich erfolgen. 2 Tage vor Abschluß der Schlafbehandlung wird die tägliche Schlafmitteldosis stufenweise reduziert (etwa auf die Hälfte). 1 — 2 Tage nach dem Absetzen des Schlafmittels wird der Patient von seinem Einzelzimmer in ein allgemeines Zimmer verlegt. Die Periode der Schlafbeendigung erfordert besonders aufmerksame Pflege und Beobachtung. In dieser Periode werden die reichliche Zufuhr von Getränken, Bäder und die intravenöse Applikation von Glukose mit Ascorbinsäure und Thiamin empfohlen. Die Behandlung mit den verschiedenen, auf dem Prinzip der Schutzhemmung beruhenden Methoden schließt die Anwendung anderer Heilpräparate und therapeutischer Maßnahmen nicht aus, die für den Patienten nach dem Charakter seiner Krankheit angezeigt sind.«

Wir sind der Auffassung, daß die Schlaftherapie nur die Basis, also die Ruhigstellung umfassen kann, bei der ebenfalls auf Gegenanzeigen streng zu achten ist: denn bei Dauerschlaf ist es möglich, daß in der höheren Nerventätigkeit der Patienten die Erregungsprozesse stärker sind als die Hemmprozesse.

Es ist also angezeigt, Umschau zu halten nach biologischen Therapiemethoden, die ohne Nebenwirkungen den Krankheitsverlauf günstig beeinflussen können.

Es wurde für Schizophrenie die Gewebetherapie versucht.

Das Moskauer Forschungsinstitut für Psychiatrie wandte z. B. die Gewebetherapie auf breiter Grundlage an. 43 Patienten mit Schizophrenie und 39 mit traumatischen Psychosen zeigten einen guten Heileffekt. »Auch hier«, führt Dr. med. Max Brandt aus »bewährte sich die Gewebetherapie als eine Methode mit unspezifischer Heilwirkung.«

Es ist wichtig, diesen Mediziner und Forscher auch in dieser Beziehung zu zitieren. Er ist ein Kenner und wo es angebracht ist, ein ausgesprochen kompromißloser, scharfer Kritiker der sowjetischen Medizin. In der Behandlung von Schizophrenen mit Hilfe der Gewebetherapie wurden bessere Heilerfolge bei den langsam verlaufenden, periodischen Verschlimmerungen beobachtet, vor allem bei Patienten mit abnormalen Erregungszuständen und Hypochondern. Die Erfolge bei Psychosen traumatischer Natur (nach Verletzungen) stellten sich dagegen nicht nur auf Grund der Gewebetherapie ein sondern durch eine Kombination dieser mit anderen Behandlungsverfahren (Insulin, Tiefschlaf). Dr. med. Max Brandt nennt aus »der Vielzahl organischer und funktioneller Erkrankungen des Nervensystems einige: durch die Implantation von Milz- Hoden- und Schilddrüsenstücken konnte die Zahl der Anfälle bei Epileptikern reduziert werden.«

Nachdem die Schule Filatow von der Implantationsmethode der Gewebetherapie zur Aloe-Therapie stärker übergegangen ist, wird bei Schizophrenie wie auch bei Epilepsie die Injektionsmethode mit Aloe-Extrakt angewendet. Der Autor empfiehlt den behandelnden Ärzten folgendes Verfahren:

Nach Ruhigstellung des Patienten und im Einklang mit psychologischen Maßnahmen:

Injektion von Aloe-Extrakt täglich 1 x 1 Ampulle zu 1 ml subkutan in einen Oberschenkel 25 Tage hindurch. Danach eine Behandlungspause — bei der aber die anderen Therapien weitergehen — von 30 Tagen. Anschließend eine weitere Kur von nunmehr 30 Injektionen nach voraufgegangener Vorschrift 1 x täglich.

Die Kur ist im Folgejahr und sodann in den weiteren 2 hierauf folgenden Jahren zu wiederholen. Bei Schmerzen oder simulierten Schmerzen sollte eine Unterbrechung der Kur von 3 Tagen und die Herabsetzung der applizierten Injektionsmenge auf 0,5 ml erfolgen.

Gerade in letzter Zeit sind zuverlässige Erfolgsberichte über die günstige Beeinflussung des Verlaufs dieser schweren, tückischen Erkrankung bekannt geworden.

SKLERODERMIE (HAUTVERHÄRTUNG)

Diese Krankheit ist im Volksmund als Darrsucht bekannt. Die progressive Erscheinungsform gilt als schwere, oft tödliche System-Erkrankung (nach Pschyrembel).

Es handelt sich bei diesem Leiden um ein typisch defizitäres Erscheinungsbild: Mangel an Mineralen, mangelhafte Drüsentätigkeit, Störung im Gefäßsystem bis zur Gefäßschrumpfung. Diese Mangelzustände gehen einher mit Wucherungen von Bindegeweben und Hautschwund. Es treten Versteifungen auf sowie Abschnürungen von Fingern und Zehen. Typisch sind die sogenannten Madonnenfinger und das »Maskengesicht«. Symptomatisch für diese Krankheit sind weiterhin schwer heilende Wunden. Oft sind innere Organe befallen: Speiseröhre (Schluckbeschwerden), Nierensklerose, Myokardsklerose.

Die Hochschulmedizin bietet keine ausreichende Therapie.

Die Naturmedizin (Dr. Brauchle) bietet Luftbäder, Besonnung, viel Rohkosternährung sowie Bewegungsübungen in heißem Wasser an. Das ist alles goldrichtig und bringt auch den Prozeß zum Stagnieren.

Nun gibt es erstmals die Heilungsaussicht, vielfach klinisch in harten Tests erprobt: Aloe-Extrakt-Therapie. Sie wird wie folgt angewendet:

An 30 Tagen wird täglich 1 x in den Morgenstunden 1 Ampulle Aloe-Extrakt 1 ml subkutan injiziert. Nach diesen 30 Tagen tritt eine Ruhepause von weiteren 30 Tagen ein. Danach folgt die zweite Therapiestufe mit wiederum 30 Injektionen, d. h. jeden Tag 1 ml Spritze unter die Haut (Oberschenkel). Nach 1 Jahr wird die Kur wiederholt. Die biogenen Stimulatoren in Aloe beheben die Mangelzustände und festigen das Immunsystem.

STRAHLENSCHÄDEN

Der Segen der Röntgenstrahlung sowie das System moderner Behandlungsmechanismen mit Strahlen haben leider oft einen hohen Preis: Schwere Schädigungen und Verbrennungen der Haut, bösartige Abzesse, Hautgeschwüre und Gewebeentzündungen. Nicht selten ist auch das Entstehen von Geschwulststellen.

Die Therapie mit Aloe-Präparaten hat in allen bekannten Fällen dauernde Heilerfolge erbracht. Es mutet wie ein Omen an, daß gerade in unserer Epoche der Menschheitsgeschichte, die durch wachsende Angst gerade vor den verheerenden Folgen von Strahlenschäden gekennzeichnet ist, in der Aloe, der Pflanze aus biblischer Zeit, ein Wirkstoffsystem nachgewiesen werden kann, das Abwehr und Heilung von Strahlenschäden bewirkt. Weil diese Entdeckung medizingeschichtlich von größter Bedeutung ist, soll an dieser Stelle zum Programm »Aloe gegen Strahlenschäden« die Forschung überzeugend zu Worte kommen:

Im Labor wurde der Einfluß einer Emulsion aus biostimuliertem Saft der Aloe auf den zeitlichen Verlauf einer Strahlenaffektion der Haut von Kaninchen untersucht. Die durch die Strahlung hervorgerufene Hautbeschädigung wird erreicht, indem man auf eine abrasierte Stelle radioaktives Phosphor in Form eines flachen Applikators anklebt. Die betreffende Dosis betrug 6000 r. Nach der Entfernung des Verabreichers wurde zweimal täglich die Aloe-Emulsion im Laufe von 12 Tagen aufgetragen. Ein Teil der zu untersuchenden Hautstellen wurde mit einer Salbe behandelt, die keinen Aloe-Extrakt enthielt, ein anderer Teil wurde gar keiner Behandlung unterzogen. An den mit Aloe-Emulsion behandelten Hautstellen konnte man eine kurz andauernde Rötung feststellen. Nach drei Tagen trat eine Schuppung der Haut ein und diese dauerte acht Tage an. In dieser Zeit wurde die Haut bereits elastisch und rosa verfärbt. Ebenso kam es zur erneuten Fellbildung. Bei der Versuchsreihe ohne Behandlung mit Aloe-Extrakt hat man in den ersten Tagen nach der Entfernung des Applikators ein Anschwellen der Haut beobachtet. Nach vier Tagen trat ebenfalls eine Schuppung ein. Nach sechs Tagen bildete sich eine feuchte Oberhaut, die in eine gelbrote Kruste überging, die nach 15 Tagen erst abfiel. Die Haut nahm zwar ein normales Aussehen an, jedoch bildete sich das Fell nicht mehr.

Die Verheilung der Haut bei den Versuchskaninchen, also mit Aloe, dauerte 12 Tage, dagegen bei den Kontrollkaninchen, ohne Aloe-Behandlung, 21 Tage.

Im Röntgen- und Radiologie-Institut wurde daraufhin die Aloe-Emulsion zahlreichen Tests unterworfen. Es handelte sich hier um klinische Beobachtungen an Patienten, die eine Strahlentherapie absolviert hatten und bei denen sich bösartige Nebenerscheinungen an der Haut ergaben. Zur Anwendung kamen Außenbestrahlungsmethoden. Je nach Geschwulststelle wurde das Gesicht, der Brustkorb und die Leistengegend untersucht.

Die erste Gruppe von 90 Versuchspatienten erhielt vor der Bestrahlung eine Aloe-Emulsion. Diese wurde auf die betreffenden Stellen dünn aufgetragen. In den Fällen, in denen nach der Bestrahlung vor Anwendung von Aloe eine Hautreaktion aufgetreten war, wurde die Aloe-Emulsion bis zum Ende der Behandlung jeden zweiten Tag aufgetragen.

Die zweite Gruppe mit 90 Kontrollpatienten erhielt keine Aloe-Emulsion. Anstelle dessen wurden andere Salben verwandt. Es wurden Patienten mit analogem Krankheitsbild beobachtet und man führte eine möglichst gleichgerichtete lokale Bestrahlung durch. Von den 90 Versuchspatienten, die also mit Aloe behandelt worden waren, trat bei 38 keine Hautreaktion auf. Bei 30 Versuchspatienten entstand eine ganz kurz andauernde Rötung. Die verwendete Bestrahlungsdosis konnte bei den Versuchspatienten um 1000 r höher liegen als bei den Kontrollpatienten. Bei nur 22 Versuchspatienten trat die feuchte Oberhaut (Epidermis) auf und dies bei einer Bestrahlungsdosis von 4500 bis 6000 r. Dagegen kam es bei allen Patienten der Kontrollgruppe zu dieser Erscheinung schon bei 3500 r.

Nach diesen Ergebnissen gehören die Aloe-Präparate in die Hand eines jeden Röntgenarztes sowie der Kliniker, die sich mit Strahlenbehandlung und Strahlenschäden befassen. Nach den vorliegenden Erfahrungen sind folgende Therapiehinweise zu geben:

---

1. **Vor Röntgenuntersuchungen:** Auf die zu untersuchenden Stellen wird Aloe-Emulsion leicht aufgetragen.

2. Bei Strahlenschäden im Beta-UV-Bereich, bei Verbrennungen, bei Sonnenbrand und zur Beseitigung bösartiger Abzesse wird zweimal täglich Aloe-Emulsion im Laufe von 12 Tagen an den betroffenen Stellen aufgetragen. In komplizierteren Fällen wird zusätzlich Aloe-Sirup eingenommen und zwar 10 Tage lang je einen Teelöffel zwei- bis dreimal täglich zu den Mahlzeiten.

Zum Sonnenschutz und damit zur Prophylaxe gegen Sonnenbrand wird eine Aloe-Creme empfohlen. Es muß darauf geachtet werden, daß eine Creme benutzt wird, die ausdrücklich als bio-stimuliert bezeichnet ist. Die bisher schon im Handel befindlichen Cremes unter der Bezeichnung »ALOE-Vera« sind nicht bio-stimuliert. Die adstringierende, also zusammenziehende Wirkung, haben die bio-stimulierten Cremes zusätzlich! So gibt uns eine jahrtausende alte Pflanze aus der Weisheit der Schöpfung erst heute ihr tiefstes Geheimnis preis und schenkt damit den Menschen des Strahlenzeitalters die erste reale Hoffnung.

ZWÖLFFINGERDARMGESCHWÜRE

Die sogenannten Duodenalulcera können dem Erkrankten außerordentlich schwer zu schaffen machen, umsomehr als der Patient, sofern er zu spät den Arzt aufsucht, glaubt, Magengeschwüre zu haben und sich danach falsch verhält.

Hinzu kommt, daß sowohl bei Magen- wie auch bei Zwölffingerdarmgeschwüren, die übrigens häufiger beim männlichen Geschlecht als beim weiblichen vorkommen, Blut im Stuhl sichtbar wird und der Magensaft übersäuert ist. Nur die Röntgenuntersuchung kann genau den Sitz des Geschwüres feststellen (vor der untersuchung Aloe-Emulsion als Schutz vor Röntgenstrahlungen auftragen! Vgl. Absatz über Strahlenschäden).

Gegen Zwölffingerdarmgeschwüre gibt es eine wirksame biologische Therapie:

Es wird 3 x täglich ein Teelöffel biostimulierten Aloe-Saftes nach den Mahlzeiten eingenommen. Nach jeder Verabfolgung sollte der Patient eine Reihe kleiner Schlucke Milch zu sich nehmen.

Die Einnahmedauer sollte 3 Wochen bis längstens 2 Monate betragen.

Bei komplizierterem Verlauf bzw. fortgeschrittenem Stadium sollte sofort zur Injektionskur mit Aloe-Extrakt übergegangen werden:

---

30 Tage lang täglich 1 Injektion von 1 ml unter die Haut (Oberschenkel), danach eine spritzenfreie Phase von 30 Tagen, woran sich eine erneute Injektionskur von 30 Ampullen zu 1 ml anschließt.

Die vorstehenden Therapiehinweise für Aloe-Saft-Anwendungen wie auch in Bezug auf Injektionen mit Aloe-Extrakt sind auch für die Enteritis, die Entzündung des Dünndarms gültig, die die gleichen Symptome wie eine Gastritis hat.

ALOE IN DER VOLKSMEDIZIN

Die Heilkundigen in Polynesien und besonders in Hawaii kennen von altersher die Aloe als Heilpflanze. So berichteten Reisende, daß die Eingeborenen der Südsee-Inseln die Blätter zerreiben und daraus eine Heilsalbe gegen Arthritis herstellen.

Bei schlecht heilenden Wunden kennt die Volksmedizin Aloe-Umschläge, d. h. Aloe-Tinktur wird im Verdünnungsverhältnis 1:10 auf die Wunden aufgetragen, leicht eingerieben und mit Umschlägen versehen.

Bei Dickdarmkatarrh unter Beteiligung der Leber ist die Einnahme einer Dilution in der homöopathischen Potenz D4 gebräuchlich. An diese erfahrungsmedizinische Praxis hatte sich bekanntlich auch die Schulmedizin angeschlossen, seit sie Aloe in sogenannten galenischen Präparaten, d. h. als Tropfen, Pillen, Zäpfchen, Injektionen, Dragees als zuverlässig wirkendes Abführmittel verabfolgt. Wichtig ist für den Leser, daß diese Aloe-Zubereitungen, sowohl die volksmedizinischen wie die in der Apotheke bisher verfügbaren nichts zu tun haben mit den Wirkungskräften aus der Biostimulierung von Aloe-Gewebepräparaten. Diese sind hier absolut neu, wirken nicht als Laxans und stellen die Indikationsansprüche, die in den einzelnen Krankheitsbildern dieser Schrift aufgeführt sind.

Aus der russischen und asiatischen Volksmedizin, besonders aus China und Indien sind Aloe-Zubereitungen auch als bitteres Magenmittel und zur Förderung der Gallesekretion bekannt.

Bereits in der chinesischen Pharmakologie des Li Shih-Shen (1518 — 1593) wird die Aloe mehrfach als wichtige Heilpflanze aufgeführt. Es handelt sich um die besonders wirkungskräftige Art Lu-huei, d. h. Aloe chinensis. Sie wird verabfolgt als Saft zur äußeren Wundbehandlung, als tonisierendes Mittel, als Extrakt und bei Krankheiten des Magens und des Verdauungsapparats als Extrakt oder in Pillenform.

Besonders aufschlußreich ist, daß Aloe chinensis (sinensis Steud. eine Aloe-Art aus China) auch als eins der wichtigsten Mittel gegen Arteriosklerose aufgeführt ist. Das ist umso bemerkenswerter als es sich hierbei um den unbehandelten Extrakt aus Aloe handelt, der also nicht dem Verfahren der Biostimulierung unterworfen ist, wobei letzterer demzufolge zusätzlich viel stärkere Wirkungen entfaltet. Nach der Erfahrung des Autors ist die traditionelle chinesische Medizin ausgesprochen zuverlässig, gerade auch in pharmakologischen Angaben. Die antiken Ärzte Chinas gaben übrigens für die Verabfolgung der Medikamente genaue Regeln an bezüglich der Tageszeit, des Sonnenstandes, der Mondphasen. Der Westen glaubte dies als astrologischen Spuk abtun zu können. Heute weiß man durch moderne biologische Forschungen, daß eben auch alle Lebensvorgänge biologischen Rhythmen unterliegen, wobei die Wirkungsintensität der Heilstoffe tatsächlich von der Tageszeit, auch von den Jahreszeiten und sogar von Sonnenfleckenperioden abhängen kann.

Die indische Medizin kennt eine ganze Reihe von Anwendungen aus der dort wachsenden Aloe-Art, der kumari. Es werden hier sogar neben den Blättern die Wurzelstöcke verwendet. Ein hauptsächlicher Indikationsbereich ist hier die Gruppe der schweren Hauterkrankungen, der Beulen, Abszesse, Zysten, Tumore und Geschwüre. In allen volksmedizinischen Erfahrungen wird die kräftigende Wirkung der Aloe auf den gesamten Organismus hervorgehoben. Das war schließlich auch die Ausgangsbasis für Filatow im Rahmen seiner Wege zur Gewebetherapie.

Die urchristliche Gemeinde von Edessa hat Weihrauch aus dem Stamm der Aloe hergestellt. Sie schrieb im mystischen Sinne diesem Weihrauch die Kraft zur Reinigung der Seele zu. Dies dürfte unmittelbar zusammenhängen mit der therapeutischen Anwendung der Aloe-Blätter und Säfte durch die Priesterärzte der antiken Gesellschaft. Der Duft, der im Wohlgeruch aufgrund der ätherischen Öle das Gefühl des Wohlbefindens vermittelt, erhält hier also eine religiöse Komponente. Die Wirkung des göttlichen Duftes vermittelt Gottnähe und angesichts des aufsteigenden Weihrauchs wird der bekennende Gläubige von der Sünde gereinigt. Das ist sicher ein magisches Prinzip, findet aber durchaus nach heutiger Einsicht die Basis aus den Heilerfahrungen mit der Pflanze. Die orthodoxen Kirchen haben den Umgang mit Duftstoffen und Salben aktiv übernommen, wobei die Verbindung zu Gebräuchen des Alten Testaments sichtbar wird. Nicht nur im Rahmen einer Weihehandlung haben die duftenden Kräuter ihre Bedeutung sondern aufgrund ihrer besonderen von Gott verliehenen Heilwirkung und damit ihrer »göttlichen Stoffe« sind sie würdig, in die Kulthandlungen einbezogen zu werden. Die liturgischen Bücher der orthodoxen Kirchen erteilen genaue Anweisungen über die Zusammensetzung der aromatischen Substanzen, so wie sie bei den sakramentalen Handlungen verwendet werden. Aloe steht dabei an der Spitze. Die aktive Einbeziehung aromatischer Stoffe in die Heilkunde ist in den orthodoxen Kirchen ausgeprägt. Hier sind diese Substanzen nicht nur Träger geistiger Gnadenmittel sondern Heil- und Schutzkräfte. Ja, es wird ihr Fluidum des Duftes im medizinischen Sinne bei physischen Leiden als Heil- und sogar als Vorbeugungsmittel genannt und dafür ein besonderes Weihegebet für wohlriechende Kräuter verwendet. Die Kirche von Edessa, die ihre Erfahrungen und kultischen Grundsätze in die berühmte Theologenschule von Edessa einbrachte, hat die Verwendung der Duftstoffe und Heilstoffe unmittelbar von dem Apostel Judas Thaddäus, dem Verfasser des nach ihm benannten Briefes in Neuen Testament, der mehrfach in Edessa, Armenien, Persien und Aserbeidshan weilte.

Dieser Apostel hatte zweifellos die Heilerfahrungen und die Verwendung von Kräutern von Jesus Christus selbst, der das praktische Heilwissen in der Zeit vor seinem öffentlichen Auftreten von der Geheimsekte der Essener erworben haben wird. Funde von Papyrusrollen, neueste Entdeckungen in den Schriften des Sinaiklosters St. Katharina deuten darauf hin, daß die Essener im Besitze vollständigen Heilwissens waren.

Interessant ist, daß auch in verschiedenen Religionen Ostasiens Aloe-Holz kultisch verbrannt und der Wohlgeruch daraus als physische wie auch als mystische Heil- und Reinigungskraft sowie als Schutz gegen Dämonen verwendet wird. Der Ruf der Aloe als eine »heilige Pflanze« drang auch zu Pfarrer Sebstian Kneipp. Er ging den Traditionen nach und wendete mit großem Erfolg Aloe in der Kinderheilkunde an. Vor allem bei Augenleiden. So ließ er die Augen täglich mit Wasser auswaschen, in dem etwas Aloe aufgelöst wurde.

Ebenfalls befindet sich Aloe in den heilsamen alten Handschriften für Schwedenkräuter und Schwedenbitter.

Wenn man die Ergebnisse der modernen Forschung wertet, so wird es recht verständlich, wenn die Lebenskräfte, die dieser heilsamen Pflanze innewohnen, als ein besonderer Teil der Schöpfung angesehen werden.

DIE METHODE DER BIOSTIMULIERUNG

Frisch abgeschnittene Aloe-Blätter werden mit Wasser gewaschen und in einem dunklen Raum 12 — 15 Tage bei 6 — 8° C aufbewahrt.

In den Geweben der Aloe organisieren sich nun aktive Verbindungen zu biogenen Stimulatoren. Der vom Rückstand extrahierte Saft wird nochmals rund 12 Tage bei 6 ° C im Dunkeln aufbewahrt und mit einem bestimmten Verfahren weiterbehandelt.

Wie die Voraussetzungen für die Bildung der biogenen Stimulatoren entstehen und **wie diese nachgewiesen werden können**, ist ausführlich im Absatz über das Aloe-Heilsystem begründet worden.

Um Mißverständnisse zu vermeiden, sei auf folgendes hingewiesen: Das Deutsche Homöopathische Arzneibuch befaßt sich in Vorschrift 38 mit der Herstellung wässriger Urtinkturen mit Kältebehandlung und deren flüssige Verdünnungen. Die Vorschrift lautet:

»Das fein zerkleinerte Pflanzenmaterial wird mit der sechsfachen Menge einer Lösung versetzt, die aus 8,8 Teilen Natriumchlorid, 0,2 Teilen Natriumhydrogencarbonat und 991 Teilen Wasser hergestellt wird (für Injektionszwecke: Aqua ad injektabilia).

Der Ansatz wird 14 Tage lang bei einer Temperatur von etwa 4° C gelagert, dabei wird morgens und abends durchgerührt. Danach wird abgepreßt. Der Preßsaft wird bis zur vollständigen Klärung bei einer Temperatur von etwa 4° C vor Licht geschützt aufbewahrt. Die klar überstehende Urtinktur wird dann sofort weiterverarbeitet.«

Diese Methode führt im Fall Aloe nur zu einem Laxans. Eine Biostimulierung nach der dargestellten Methode ist nicht erfolgt. Die Biostimulierung erfolgt in den Blättern bzw. in ihren Geweben. Deswegen darf die zitierte Vorschrift Nr. 38 nicht etwa zu der irrigen Annahme verleiten, die Kälte- und Dunkelbehandlung der Tinkturen ist es, was die biogenen Stimulatoren entfaltet. Das Verfahren für die vom Stamm getrennten Blätter, deren Gewebe ihr Überleben organisieren ist absolut neu und folgt den Gesetzen organischen Lebens, nicht denen der Homöopathie allein. Die Arbeit mit biogenen Stimulatoren ist im Zusammenhang mit den in dieser Schrift dargestellten Indikationsansprüchen für die westliche Hochschulmedizin absolut ein Novum.

ZUR BOTANIK DER ALOE

Die Aloe gehören zu den Liliaceae, also der Familie der Lilien. Die ewig grüne Pflanze wird auch als Hundertjährige bezeichnet.

Die Blätter sind aufeinanderfolgend, saftig und dick. Die Blüten sind traubenartig angeordnet; bei vielen Aloe-Arten haben sie orange Farbe. Es gibt viele Farbvarianten. Die Frucht hat die Form eines zylindrigen Kästchens. Die Pflanze wächst baumartig, bis zu 6 m hoch. Haupterntezeit ist Ende Oktober bis Ende November. Geerntet werden nur die Blätter. Der Aloe-Altbaumholz ist in Südafrika beheimatet. Sein Synonyme sind Afrikanische Aloe (Aloe ferox), Socotra-Aloe (Aloe perryi) »Aloe« in englisch und russisch, »Aloes« in französisch, »kumari« in indisch und »Lu-huei« in chinesisch.

Die Aloe ist heimisch in Afrika, angebaut wird sie in Süd- und Ostafrika, hier handelt es sich um die Kap-Aloe. Kulturen bestehen auch in einigen Staaten des amerikanischen Kontinents, vor allem auf den westindischen Inseln und den Küstengebieten von Venezuela. Diese Art der Aloe trägt die Bezeichnung Curacao-Aloe, da die Pflanze über diesen Hafen traditionell in den Export gelangt. Sie wird auch Barbados-Aloe genannt. Wichtige Anbaugebiete sind die kaukasischen Länder der UdSSR mit der Pflanzenart Aloe arborescenz, die Türkei, Israel, Indien und China. Es gibt auch Vorkommen in Süditalien, Griechenland, auf Zypern, in Spanien, Portugal und arabischen Staaten sowie in der Südsee.

Es erfolgt auch eine Namensgebung nach Handelssorten: so z. B. zeigen die Pflanzennamen die Herkunft an: Uganda-Aloe, Natal-Aloe, Sansibar-Aloe, Kap-Aloe (Aloe capensis), Socotra-Aloe und schließlich Mokka-Aloe, die auf das klassische Land der Königin von Saba hinweisen.

Bei Mokka- und Socotra-Aloe kann von besonders hohem Wirkstoffgehalt ausgegangen werden. Bereits der Apostel Thomas, selbst gut ausgebildet in der antiken Medizin, lernte die Aloe auf der südjemenitischen Insel Sokotra kennen. Hier hielt sich Thomas im Jahr 51 — 52 nach Christus etwa auf, als er von Palästina kam und seine Indienmission vorbereitete. Mit dem Kaufmann Habban, der in Diensten des indischen Königs Gondophar Geschäfte im arabischen Raum abwickelte, reiste der Apostel zuerst nach Cranganore an der Malabarküste, dem heutigen indischen Bundesstaat Kerala. Unter dem Schutz der Hindu-Könige erfüllte der Hl. Thomas den Auftrag Jesu Christi, zu missionieren und die Kranken zu heilen. Hierbei hat ihm die Kenntnis der Heilstoffe aus Aloe, besonders in der Wundheilung große Dienste erwiesen. Die Heilung von Wunden war in dieser Zeit, die allgemein von blutigen Kriegen gekennzeichnet war, ein herausragendes Anliegen, ebenso wie die Behandlung von Geschwüren, die sich im Zusammenhang mit schlechter Hygiene in den heißen Zonen sehr ausbreiteten. So führte eine der größten Gestalten des Neuen Testaments eine antike Heilpflanze in Indien ein, wo sie noch heute und nunmehr eben auch wissenschaftlich abgesichert, eine bedeutende Rolle in der medizinischen Versorgung einnimmt.

Die Weltbotanik der über 250 Aloe-Arten ist noch lange nicht erforscht. Aloe, wie wir schon allein aus dem Geschehen um den Apostel Thomas sehen, nicht ohne Grund im Alten Testament genannt, hat nunmehr durch die neueste Forschung viele Geheimnisse zum Wohle der Menschheit preisgegeben — aber sie ist bestimmt noch für weitere Überraschungen gut, soweit diejenigen Arten untersucht werden wie die Mokka-Aloe, von deren Chemie man noch sehr wenig weiß. Ein in diese Richtung zielender Forschungsauftrag wäre rentabler als so manch eine Weltraumforschungsserie, nicht nur im materiellen Sinne, sondern eben auch therapeutisch und damit ethisch.

ZUR CHEMIE DER ALOE

Eine wissenschaftliche Abhandlung der vollständigen Chemie der Pflanze würde den Rahmen eines populärwissenschaftlichen Therapie-Handbuches sprengen. So werden nur einige grundsätzliche Angaben zusammengestellt. Bei weitergehendem Interesse kann eine Übersicht bei der auf Seite 6 stehenden Adresse der Forschungsgruppe angefordert werden.

Für die Gewinnung der Laxansstoffe, die nicht Thema dieser Schrift sind, da Aloe als Abführmittel bekannt ist (wenn es nicht biostimuliert wird), sind alle Aloe-Arten geeignet.

Für die Verfahren der Biostimulierung sind jedoch sämtliche Curacao-Aloe-Arten nicht geeignet, da sie keine Aloiside enthalten, die als Bestandteil des Wirkungskomplexes der biogenen Stimulatoren jedoch unerläßlich sind. Kap-Aloe dagegen, Aloe arborescenz, Socotra-, Natal-, Uganda-Aloe enthalten die Aloiside. Bei Mokka-Aloe ist dies noch unbekannt. Nach neuesten Forschungen gibt es auch bei der Kap-Aloe Aloisidfreie Sorten. Ursachen für das Auftreten von zwei Kap-Aloe-Sorten sind bisher nicht bekannt. Da keine unterschiedliche Aufbereitung der Droge erfolgt und auch Veränderungen durch andere Einflüsse ausscheiden, liegt die Vermutung nahe, daß verschiedene chemische Rassen von Aloe ferox existieren und zur Gewinnung herangezogen werden.

Die Aloe-Blätter enthalten Aloe-Emodin, Aloin, das präziser als Barbaloin (Barb-Aloin) bezeichnet wird, Aloiside A und B, (in wechselnden Anteilen), Chromon-Derivate, also sogenannte Aloesine und Bitterstoffe wie Aloenin.

Es gibt Aloe-Arten, die bis zu 18 % Aloiside enthalten. Es lassen sich in Aloe weit über 20 Bestandteile nachweisen; dazu gehören die auch gesondert im Zusammenhang mit den biogenen Stimulatoren behandelten organischen Säuren, die mit dem Citronensäure-Zyklus im menschlichen Organismus korrespondieren. Die Wirkungskette aus Barb-Aloin, Aloesin, Aloenin und den Aloisiden A und B aus biostimulierten Aloe-Geweben stellt das biochemische Strukturbild dar, das den feinstofflichen, hochmolekularen Substanzen des Informationsfließsystems des Zentralnervensystems entspricht.

DER »HOMÖOPATHISCHE EFFEKT« DER ALOETHERAPIE

Die Aloe-Injektionslösung besteht zu 1 % aus wässriger Urtinktur und 99 % Wasser als aqua ad iniectabilia. In dieser Zusammensetzung verabfolgen die Ärzte diese Injektion. Man kann die Zusammensetzung aber auch Homöopathisch ausdrücken: D2. Damit ist die zweite Potenz, also die zweite homöopathische Verdünnungsstufe gemeint. Mit dem Erfolg der Aloe-Therapie in dieser Verdünnungsstufe kann auch ein Rückschluß auf die Wirksamkeit homöopathischer Potenzen der Homöopathie insgesamt gezogen werden. Sicher wird man einräumen müssen, daß es den Eigenschaften der biogenen Stimulatoren zuzuschreiben ist, wenn der Aloe-Extrakt auch in höheren Verdünnungen wirksam bleibt bzw. in diesen erst wirksam wird. Dennoch ergibt sich aus dem Aloe-Experiment ein Fingerzeig für die Homöopathie im Sinne ihres wissenschaftlichen Wirkungsnachweises, um den sie eigentlich seit ihrem Bestehen ringt. Es ist nachgewiesen, daß die Aloe-Injektion über das Zentral-Nervensystem wirkt. Von besonderer Bedeutung hierbei ist der Einfluß auf die Aktivität der Gehirnenzymsysteme. Die biogenen Stimulatoren aus Aloe wirken auf jene Rezeptoren bzw. Kommandostellen ein, die den organischen Gesundheitshaushalt und dessen Verteidigung gegen Erkrankungen programmieren und organisieren. Dieser Mechanismus wird also durch ein Signalsystem in Gang gesetzt. Bei Aloe lösen die biogenen Stimulatoren die Signalwirkung aus. In allen Hochpotenzen der homöopathischen Zubereitungen sind es hochmolekulare feinstoffliche Substanzen, die durch ihre Signale an das zentrale Nervensystem die für die jeweiligen Organe zuständigen Schaltstellen ansprechen, vielleicht auch wie bei den biogenen Stimulatoren mit Informationsfeinstoff versorgen, sofern hierin Defizite auftreten, und schließlich eine Umprogrammierung im Sinne von Genesungsaktivitäten einleiten.

Wenn diese Erkenntnisse zutreffend sind, sollte es künftig zwei Klassen in der Homöopathie geben: die stoffinhaltliche Homöopathie, die etwa bis zur Verdünnungs- oder Verreibungsstufe D6 gehen sollte und die Hochpotenzen-Homöopathie. In der Praxis liegen innerhalb der Homöopathie die Verfechter der Hochpotenzen-Lehre ohnehin weit auseinander in den Meinungen mit den Anhängern der Tiefpotenzen-Lehre.

In der letzteren wird ja mit immer noch meßbaren Substanzen behandelt, während die Homöopathen von den Hochpotenzen sagen, daß diese »geistig«, über den höheren Mentalbereich wirken. Damit deuten sie zwar etwas richtiges an, jedoch mit der etwas nebulösen Erklärung geben sie den Gegnern der Homöopathie Argumente in die Hand, die diese auch gern aufgreifen, indem sie die homöopathischen praktischen Heilerfolge als Placeboeffekte abtun. Das heißt nichts anderes als daß sie sagen, die homöopathischen Präparate seien Scheinmedikamente. Das ist ebenso grotesk wie unverantwortlich; denn die Placeboeffekte sind wissenschaftlich noch weniger erforscht als die Homöopathie. Die Gegner der Homöopathie sind mit ihrem Urteil meist inkompetent, weil sie sich wissenschaftlich gar nicht mit der Homöopathie auseinandergesetzt haben. Die Ursachen derartiger Fehldeutungen ist die naturwissenschaftliche Bindung an quantitative Fakten anstatt an qualitative! Der Ruf nach dem wissenschaftlichen Wirkungsnachweis der Homöopathie lenkt vom eigenen Unvermögen der etablierten Richtung ab, sich mit der Homöopathie wissenschaftlich auseinanderzusetzen. Es wird damit auch die Freiheit des Patienten eingeschränkt, sich für eine bestimmte Therapie zu entscheiden; die Patienten suchen in erster Linie Heilung und nicht »wissenschaftliche Behandlung«, bei der oftmals in Folge der Nebenwirkungen ein Krankheitenaustausch stattfindet. Mit dem aus der Aloe-Therapie gewonnenen Erkenntnispotential, wonach die Hochpotenzen-Homöopathie ein Signalsystem für das zentrale Nervensystem darstellen, soll der Weg geebnet werden, den Wirkungsnachweis nach den Kriterien der Wissenschaft zu erbringen, denn die Homöopathie arbeitet ihrem Sinn nach wissenschaftlich: sie stellt Diagnose und Annamnese sowie auch eine Prognose über Krankheitsverlauf, Heilung einschließlich Kontrolle. Zudem muß sie sich nicht auf Tierversuche beschränken sondern verfügt über eine mehr als 200 Jahre währende Erfahrung aus der Arbeit am Menschen, wobei sehr stark bei gleichen Krankheitssymptomen nach dem Konstitutionstyp des Patienten und seiner Disposition für bestimmte Krankheiten differenziert wird.

Mit diesem Erkenntnisstand wird dem ganzheitlich zu behandelnden Menschen bewußt werden, daß er im ökologischen Sinne Teil eines Natur-Organismus ist, durch den er und mit dem er funktioniert. Gesundheit oder Krankheit bestimmen sich nach diesem Bewußtsein. Hat er die Erkenntnis, daß er Defizite aus anderen Lebenssystemen der Ökologie abdecken kann wie aus Pflanzen, Mineralien und anderen Heilwerten, so wird er leicht gesunden; verletzt er dagegen durch Unkenntnis oder Ignoranz das ökologische Konzept der Gesundheit, so wird er behandelt, aber nicht geheilt!

ANSÄTZE FÜR REZEPTUREN DER PRÄPARATE DES ALOE-HEILSYSTEMS

1. Aloe-Injektionslösung:

Die Aloe-Injektionslösung besteht aus einer wäßrigen Urtinktur aus dem biostimulierten Saft frischer Blätter der Aloe Capensis.

Die Herstellung erfolgt nach speziellen Vorschriften gemäß dem Homöopathischen Arzneibuch der Bundesrepublik Deutschland.

Als Arzneiträger wird eine Ascorbat-Phosphat-Pufferlösung verwendet. Die wäßrige Urtinktur wird zur homöopathischen Potenz D 2 verdünnt.

Diese Herstellung kann nur von einem zugelassenen pharmazeutischen Unternehmen im Sinne des Arzneimittelgesetzes vorgenommen werden, der Rechtsinhaber der entsprechenden Schutzrechte ist.

2. Aloe-Preß-Saft (Succus Aloes):

80 ml wäßriger Lösung aus dem Saft frischer Aloe-Blätter (Aloe ferox Mill. die Blätter werden zur Biostimulierung 12 — 14 Tage zuvor kühl und dunkel gelagert)

20 ml 95%iges Äthanol

Die Blätter sind sorgfältig mit heißem Wasser zu waschen.

Anschließend werden sie fein zerkleinert, in Gaze gewickelt und durchgepreßt.

Die anfallende Suspension wird einer Filtrierung unterzogen. Diese wird unter Verwendung von Mull durchgeführt (evtl. mit Überdruck).

Das Filtrat wird 8 — 10 Min. bis zum Sieden erhitzt und in ein Klärgefäß überführt. Nun wird die benötigte Menge Äthanol hinzugefügt. Den Ansatz läßt man etwa 14 Tage kühl und vor Licht geschützt stehen, wobei einmal täglich umgerührt werden muß. Anschließend erfolgt nochmals eine Fein-Filtrierung.

3. Eisenhaltiger Aloe-Preßsaft (Succus Aloes cum ferro)

Dieser spezielle Saft zur Behandlung von Blutarmut setzt sich substantiell wie folgt zusammen:

14,3 Teile biostimuliertes Pflanzenmaterial

 0,15 Teile Hämatit

50,0 Teile gereinigtes Wasser (»Ampuwa«, steriles pyrogenfreies Aqua ad iniectabilia)

Dieser Ansatz wird morgens in ein Wasserbad von etwa 37° C. gestellt. Abends wird dann der Ansatz in eine Eis-Wasser-Mischung gestellt, direkt davor und danach wird durchgerührt. Dann wird der Ansatz erneut in ein Wasserbad von 37° C gestellt. Nach weiteren 24 Stunden wird abgepreßt. Nach einigen Stunden wird durch Mull filtriert. Das Filtrat ist in der Regel trüb.

4. Eisenhaltiger Aloe-Sirup (Sirupus Aloes cum Ferro)

1 Teil von dem in Ziff. 3 hergestellten Saft wird mit 1 Teil Zucker gekocht und sofort in Flaschen (Braunglasflaschen) abgefüllt.

5. Aloe-Emulsion (Emulsum Aloes)

Für 100 g der Aloe-Emulsion benötigt man

70 g wäßrige Lösung aus dem biostimulierten frischen Saft von Blättern der Aloe (alle Sorten mit Ausnahme von Aloe barbadensis und Aloisidfreien Aloes)

15 g Rizinus-Öl

15 g Emulgator (Ketylalkohol oder Lezithin)

0,1 g Eukalyptusöl

Die ersten drei Bestandteile werden zusammengegeben und im Wasserbad bis zur vollständigen Homogenisierung der Mischung unter Rühren erhitzt. Anschließend wird das Eukalyptusöl dazugegeben und bis zum Erkalten gerührt.

6. Aloe-Hautschutz-Creme

Zusammensetzung:

6 g Bienenwachs (weiß)

6 g Walrat

40 g süßes Mandelöl

20 g wäßrige Aloe-Tinktur D 1 aus biostimulierten Aloe-Blättern (alle Aloe-Arten mit Ausnahme der Aloe Capensis und der Aloisidfreien Arten)

DAS AGAVEN-HEILSYSTEM

Gewebetherapie, Aloe-Heilsystem und Agaven-Therapie bilden insofern eine Einheit als sie durch die biogenen Stimulatoren charakterisiert sind, die ihre Heilkräfte entfalten und zum anderen besteht ihre wissenschaftliche Einheit darin, daß sie unspezifische Reiztherapien sind.

Die Agave — agava americana — wird in die Medizin Westeuropas zum ersten Mal durch die Arbeitsgemeinschaft Grundlagenforschung für biologische Medizin durch diese Schrift eingeführt.

In keinem offiziellen westlichen Arzneibuch ist sie enthalten, obwohl die langanhaltende volksmedizinische Verwendung Anlaß genug geboten haben sollte, die Wirkstoffe zu untersuchen. Aber vielleicht ist es wirklich so, daß es für bestimmte Kreise unergiebig ist, ein preiswertes pflanzliches Mittel, das die Natur schenkt, der teuren Chemotherapie vorzuziehen. Verantwortungsbewußte Mediziner jedoch werden immer zu Erkenntnissen greifen, die Patienten neue Heilkräfte bieten. Dem schon erwähnten Augenarzt von Weltgeltung Prof. Dr. med. Filatow jedenfalls war die volksmedizinische Schatzkammer Anlaß genug, nachzuforschen, was auch die moderne Medizin aus der Heilpflanzenreserve der Erde übernehmen kann. Er war der Erste, der sich wissenschaftlich mit der Agave auseinandersetzte. Die kaukasische Volksmedizin kennt seit langem die Wurzel und die Blätter der Agave als Mittel gegen Tuberkulose. Hier knüpfte Filatow an und bewies experimentell, daß auf jeden Fall der Extrakt aus der Agava americana, ähnlich wie Aloe-Extrakt, Hauttuberkulose heilt. So nahm er pharmakologische Untersuchungen vor. Hierbei wurde festgestellt, daß der Saft aus jungen Agavenblättern diuretisch und laxierend wirkt. Damit ist ein wichtiges, völlig natürliches Mittel gegeben, das die Harnwege ausschwemmt und mild abführend wirkt, bei gleichzeitiger Stärkung des Organismus durch tonisierende Eigenschaften! Die Agave enthält den Zucker Agavose ($C_{12}H_{22}O_{11}$) sowie Harze und Saponine. Filatow klärte auf, daß sich in den Geweben der Agave ähnlich wie in Aloe Wirkstoffe »ungeklärter Natur« ontwickeln, wenn die Blätter in Kälte und Dunkelheit konserviert werden. Es handelt sich demnach auch hier um den Wirkkreis der biogenen Stimulatoren.

Aufgrund der klinischen Erfahrungen ist in Rußland eine ganz ansehnliche Literatur über die Agaventherapie entstanden. So wurde eine wissenschaftliche Arbeit über die biologische Aktivität der Extrakte aus konservierten Agavenblättern in Kiew bereits 1950 veröffentlicht. Später erschienen Berichte medizinischer Institute über die Behandlung schwieriger Augenkrankheiten mit Agavenextrakten sowie über die Wirkung eines wäßrigen Agaven-Extraktes auf die Magensekretion. Damit sind wir an einem volksmedizinischen Erfahrungspunkt, über den die mexikanische sowie die alte aztekische Medizin Auskunft gibt. Denn nicht nur in den subtropischen Zonen Georgiens, Abchasiens und auf der Krim wird die Agave kultiviert, sondern ihre ursprüngliche Heimat ist Mexico und Südamerika. Seit 1561 kam die Agave auch nach Europa und zwar durch die spanischen Eroberer zunächst nach Spanien, Portugal, Italien, Südfrankreich, Südtürkei und sogar in den Schweizer Kanton Tessin. Die Agave gehört zur Familie der Narzissengewächse. Einige Agavenarten wurden seit altersher als Nahrungsmittel aufgrund ihres zuckerreichen Saftes verwendet. Der Saft wird kurz vor der Blüte aus dem Kopf gewonnen. Er enthält 9 — 10 % Rohrzucker und 2,5 % Fruchtzucker. Die Mexikaner dampfen den Saft zu einem Sirup ein. Dieser wird zu regelrechten Zuckerbroten eingetrocknet.

Eine große Bedeutung haben in Mexico die blaugrünen, mannshoch aufwachsenden Agaven. Es müssen 8 — 10 Jahre vergehen, bis das Herzstück der sogenannten Blauen Agave die Erntegröße erreicht hat. Das Herzstück der Pflanze wird Pina genannt und hat bei voller Reife Ähnlichkeit mit der Ananas. Der Saft der Pina ist der Basis-Stoff sowohl für Heilanwendungen wie auch für alkoholische Verarbeitung. Das Herz der Blauen Agave gibt etwa 2 Liter. Die Pina ist so groß wie ein Kürbis.

Schon die indianischen Bewohner Mexicos verwendeten die Agave für Heilanwendungen. Aus den Pflanzen wird kurz vor der Blütezeit Honigwasser aus dem Herzstück ausgesaugt, das magenfreundlich und heilend wirkt. Die Blätter wurden als Nahrungsmittel und teilweise als Viehfutter verwendet.

Oftmals wird durch Gären des zuckerreichen Saftes ein weinähnliches Getränk gewonnen. Es wird nach Destillation in Mexico bevorzugt als Kräuterschnaps, als Magenschnaps getrunken. Die Magenfreundlichkeit beruht auf dem wichtigen Ferment Papain, das die Eiweißverdauung im Magen fördert. Es soll an dieser Stelle nicht der Schnaps, sondern der Saft aus Agava americana als Magenmedizin empfohlen werden. Besonders bei Verdauungsschwäche und Sodbrennen ist der Agavensaft zu empfehlen. Er ist nach Bedarf nach den Mahlzeiten zu nehmen. Papain kommt auch in der Melonenart Papaya vor und ist ein sehr wichtiges Heilmittel, so daß bei Auswertung der in Agave befindlichen Heilstoffe von einem ganzen Heilsystem gesprochen werden kann. Die Heilkräfte verstärken sich noch durch das Verfahren der Biostimulierung, wie es im Abschnitt über Aloe dargestellt und nachgewiesen ist.

Noch ein Wort zu Papain: es ist ein Enzym, das die Verdauungskraft fördert und das Verdauungssystem verjüngt. Der Wirkungsmechanismus des Papain führt zu einer Art Atemhilfe, da starker Schleim im Atemtrakt beseitigt und Husten gelindert wird. Papain ist in der Lage, rasche Wundheilung zu bringen und zwar dadurch, daß dieses eiweiß-spaltende Enzym degenerierte Proteine in den Wunden abbaut. Papain-Zubereitungen haben in USA-Lazaretten bereits innerhalb 1 Woche zu vollständiger Heilung bei Geschwüren, bei Muskelerkrankungen und bei Wundliegen geführt.

Salben aus Agave helfen aufgrund des Papaingehalts bei der Auflösung von Sekretionsansammlungen in den Poren. Die Agaven-Salbe entfernt infektiöse Abfallstoffe, reinigt die talggefüllten Poren, verbessert die Atmung des Körpers und fördert eine jugendliche Haut. Eine Zubereitung aus Agave ist daher auch als Kopfeinreibung gegen Seborrhoe ratsam.

Wissenschaftlich gesichert ist mithin Agavensaft nach den Verfahrensgrundsätzen der Entwicklung biogener Stimulatoren kurmäßig anzuwenden bei:

1. Genesungsprozessen nach schweren Erkrankungen aufgrund der kräftigenden Eigenschaften hinsichtlich des vitalen Systems

2. Entzündungen und zur Reinigung der Harnwege und der Nieren im diueretischen Sinne

3. bei Verdauungsschwäche, Sodbrennen, Gastritis, zur Kräftigung des Magens, insbesondere der Magenschleimhäute im Zusammenhang mit dem Enzym Papain, das eine Verjüngung des Verdauungssystems bewirkt,

4. bei Bronchialhusten, zur Entschleimung des Atemtraktes ebenfalls aufgrund des Papaingehalts

5. Zur Wundheilung, da Papain degenerierte Proteine in den Wunden abbaut.

Unter kurmäßigem Gebrauch des Saftes ist die naturreine Einnahme ohne Zuckerzutaten zu verstehen, wobei in Krankheitsfällen 2 — 3 x am Tage zu den Mahlzeiten ein Weinglas Agavensaft gereicht wird.

Diabetiker haben unbedingt eine Agavensaft-Kur mit ihrem Arzt abzustimmen, da die Zuckerwerte mit dem gesamten Ernährungsplan koordiniert werden müssen, weil Agavensaft immerhin fast 10 % Rohrzucker, dazu den Fruchtzucker enthält.

Zur äußeren Wundheilung wird das aus Agave gewonnene Papain in Pulverform auf die Wunden und wundgelegene Bereiche 3 x täglich aufgetragen.

Einreibungen mit Agavensalbe zur Hautpflege und Hautreinigung werden 2 x täglich, in den Morgen-und Abendstunden jeweils verabfolgt. Die Behandlung der Seborrhoe auf Salbengrundlage erfolgt 4 x täglich durch Auftragen und leichtes Einmassieren.

Für die Gewinnung von Heil- und Schutzstoffen aus Agave ist nicht nur die Agava americana geeignet sondern auch die Sorten Agave atrivirens und Agave cantale.

KRANKHEITSREGISTER (INDIKATIONSVERZEICHNIS)

FREMDWÖRTER UND SACHBEGRIFFE

Adrenalin	ein Hormon aus dem Nebennierenmark, wirkt erregend (Blutdrucksteigerung) — Adrenalin-Ausschüttung aus dem Nebennierenmark wird durch nervöse Impulse verursacht
Allopathie	Bezeichnung Samuel Hahnemanns (Begründer der Homöopathie) für die der Homöopathie entgegengesetzte Heilmethode, also die eigentliche Schulmedizin
Analgetika	Schmerzstillende Mittel
Angiospasmen	Gefäßkrämpfe
Anthroposophische Medizin	Von Rudolf Steiner begründetes Verfahren, mit natürlich entwickelten Heilmitteln die Funktion eines Organs im Zusammenhang mit dem Gesamtorganismus anzusprechen und grundsätzliche Lebensprozesse in ihrer Einheit von Leib und Seele anzugehen. Die Weleda-Präparate gehören zur anthroposophischen Medizin.
Applikation	applizierend, verabreichen, anwenden
Asthenie	Kraftlosigkeit, Schwäche
Barbiturate	Salze der Barbitursäure, Grundsubstanz vieler Schlafmittel.
Cerebral	das Gehirn betreffend
Cholinesterase	spaltet Acetylcholin in Essigsäure und Cholin-Acetylcholin, überträgt die Nervenimpulse von einem Nerv auf den anderen oder auf ein Erfolgsorgan (die Hemmbarkeit der Cholinesterase bedeutet einen Beruhigungseffekt für die Nerven).
Dehydrasen, Dehydrogenasen	Enzyme, die zu den sog. Oxydoreduktasen gehören. Sie spalten Wasserstoff von Substraten (z. B. Bernsteinsäure, Apfelsäure). Der durch die Dehydrasen aktivierte Wasserstoff wird von den Coenzymen der Zelloxydation aufgenommen (Atmungskette) oder bei der Biosynthese verwendet. Dieser Prozeß setzt Energie frei.
Desmone	biogene Stimulatoren, die mit dem Gehirn-Enzym-System vergleichbar sind und die dieses stimulieren.
Dialyse	künstliche Nierenwäsche der Apparate-Medizin
Dialektische Medizin	Dialektik ist ursprünglich die Kunst, durch Rede und Gegenrede, durch Aufdeckung der Widersprüche und deren Überwindung die Wahrheit zu ergründen. Hegel definiert Dialektik als Bewegung des Logischen und ihrer Verwirklichung durch These-Anti-These-Synthese. Dieser philosophische Begriff wurde von Wirth erstmals auf die Medizin angewandt. Das bedeutet die Integrierung erfahrungsmedizinischer Heilweisen nach Überprüfung ihrer Therapie-Ergebnisse in die Lehrmedizin; d. h. nach dieser Aufgabenstellung für die Medizin sollte keine Heilweise mit gesicherten Erfolgen nur deshalb verworfen werden, weil die Prüfmethoden der Hochschulmedizin nicht ausreichen, um mit den bisher nur zur Verfügung stehenden Prüfkriterien »Wirksamkeitsnachweise« zu erbringen. Der Grundsatz der dialektischen Medizin geht davon aus, daß der Begriff der Wahrheit im dialektischen Sinne nicht identisch ist mit der zeitlich begrenzten Wahrheit eines jederzeit überholbaren, veränderlichen, in der Weiterentwicklung begriffenen Wissen-

schaftsbildes. Es ist im Interesse der wichtigsten Aufgabe der Medizin, vorzusorgen und zu heilen, geboten, den Wahrheitsgehalt, der sich aus nachprüfbaren Heilungen der Erfahrungsmedizin ergibt, über die begrenzte Wahrheit konservativer Prüfmethoden bzw. Prüfansprüche zu stellen.

Dilution	Verdünnung (eine homöopathische Darreichungsform)
diskogen	von der Bandscheibe herrührend
Diurese	Harnausscheidung
diuretisch	harnausscheidend
endokrine Drüsen	Drüsen mit innerer Sekretion, d. h. Abgabe von Hormonen direkt in die Blut- bzw. Lymphbahn (Gegensatz zu »exokriner Drüse« – Abgabe nach außen – Haut-Schleimhäute)
Enzyme, Fermente	hochmolekulare Eiweißkörper, die in lebenden Zellen (menschlichen, tierischen, pflanzlichen) gebildet werden. Sie sind Biokatalysatoren, d. h. sie verändern nicht das Gleichgewicht einer Reaktion, sondern verringern die dazugehörige Aktivierungsenergie. Chemisch gehören alle Enzyme zu den Proteinen oder Proteiden (nach Pschyrembel). Wirkstoffe wie Hormone oder die biogenen Stimulatoren regulieren die Biosynthese durch Enzymaktivität. Die Stoffwechselregulation durch Enzyme besitzt also noch übergeordnete Steuerungsprinzipien.
Erkältungsätiologie	Ätiologien = Lehren von den Krankheitsursachen, hier von den Ursachen der Erkältungen.
Gefäßtonus, Tonus	Spannung der Gefäße und der sie umgebenden feinen Muskeln
Geriatrie	Lehre von den Alterskrankheiten
Glomerulofiltration	natürliche Nierenwäsche
Glukose	Traubenzucker, bei Diabetes mellitus im Harn vorhanden
Glutamatdehydrogenase	Enzym, das die Übertragung der Aminogruppe auf Brenztraubensäure bewirkt (wichtiges Zwischenprodukt im Kohlenhydratstoffwechsel = Umwandlung der Fette)
Glycerophosphatdehydrogenase	Oxydationsenzym
Hämodynamik	Betrachtung des Blutkreislaufs unter physikalischen Gesichtspunkten (Druck, Volumen, Strömungsmechanik, Elastizität usw.)
Heteroglykane	durch biogene Stimulatoren erzeugte Immunkörper (Antikörper)
Hexenalschlaf	Schlaf durch Kurznarkotika
Hirnkapillare	kleinste Hirn-Blutgefäße
histologisch	die Gewebe betreffend; Histologie ist die Lehre von den Geweben
Hypothalamus	unterhalb des Thalamus gelegene zentralnervöse Region, Teil des Zwischenhirns
Insuffizienz	schwache, ungenügende Leistung
Intoxikation	(Toxikose) schwere Verlaufsform von Vergiftungskrankheiten
Ischämie	Blutleere einzelner Organteile infolge mangelnder Blutzufuhr
Ko-Desmon-System	ein durch biogene Stimulatoren erzeugtes System von Immunkörpern (Antikörper)

Ko-Enzym-System	(Coenzym-System oder in der Schreibweise: Ko-Enzym-System) Coenzyme sind Substanzen, die an Enzymreaktionen teilnehmen, bei denen Moleküle übertragen werden. Sie dienen dabei sowohl als Aufnehmer als auch als Abgeber dieser Moleküle. Coenzyme können sowohl freigelöst als auch an Enzyme gebunden auftreten. Das Zusammenwirken verschiedener Enzymreaktion z. B. durch biogene Stimulatoren kann als Coenzymsystem bezeichnet werden.
Kupierung	kupieren = eine Krankheit im Keim unterdrücken oder zu einem sehr abgekürzten Verlauf bringen
laxierend	abführend
lokomotorische Funktionen:	auf die Fortbewegung bezogene Funktionen
lumbalsakrale Radikulitiden	Nervenwurzelentzündung im Bereich der Lendenwirbelsäule und des Kreuzbeins
Makula	Ort des schärfsten Sehens auf der Netzhaut (gelber Fleck der Netzhaut des Auges)
Metabolismus	Stoffwechsel
Myopie	Kurzsichtigkeit
Neurasthenie	hiermit ist das neurasthenische Syndrom gekennzeichnet, also das Nebeneinander von krankhafter Erregbarkeit der psychischen Funktionen und krankhafter Erschöpfbarkeit
Orthosiphones	indischer Nierentee
Oxydationsenzyme	Enzyme, die Sauerstoff übertragen (für d. Stoffwechsel bedeutsam)
Pathogenese	Krankheitsentstehung
Potenzierung	homöopathische Verdünnung bzw. Verreibung (die Bezeichnung D 6 zeigt z. B. die homöopathische Potenz eines Arzneimittels an, also seine Verdünnung oder Verreibung)
Remission	vorübergehendes Zurückgehen von Krankheitserscheinungen
Resorption	Aufnahme von Stoffen in die Blut- und Lymphbahn
Signaturenlehre	Simon de Cordo gab 1330 das erste Wörterbuch der Signaturenlehre heraus. Er erklärte die Heilwirkungen der Pflanzen durch ihre Farbsignale und sinnbildlichen Ausdrucksformen (gelbe Blüten für Leber und Galle usw.).
Sklera	Lederhaut, äußerste feste Hülle des Augapfels
spasmolytisch	krampflösend
Subkortes	Bereich unterhalb der Gehirnrinde
Succinooxydase, Sukzino	zur Gruppe der Oxydationsenzyme gehörig
Sukzinathydrogenase, Succinohydrogenase	wichtiges Enzym im Zitronensäurezyklus, verwandelt Bernsteinsäure in Fumarsäure durch Dehydrierung (Wasserstoffabspaltung), Fumarsäure ist ein Oxydationsprodukt des menschlichen und auch des pflanzlichen Stoffwechsels.
sympathisches System	Teil des vegetativen Nervensystems
Thalamus	zentrale subkortikale Sammel- und Umschaltstelle für alle der Großhirnrinde zufließende sensibel-sensorische Erregungen aus der Umwelt und Innenwelt, »Tor zum Bewußtsein«.
Thiamin	Vitamin B1, wirkt auf Zellen, die große Mengen Kohlenhydrate verbrauchen (Nervenzellen). Mangelerscheinungen führen zu schweren Erkrankungen im Zentralnervensystem.
vasomotorisch	die Gefäßnerven betreffend
vegetative Dystonie	Fehlreaktion des vom nervus vagus (10. Gehirnnerv) und nervus sympathicus gebildeten vegetativen Nervensystems mit Funktionsstörungen an verschiedenen Organen
Zytochromoxydase	zu den Oxydationsenzymen gehörig, die Sauerstoff übertragen und auf diese Weise eine Oxydation des Stoffwechsels bewirken.

INFORMATION FÜR ALLERGIKER

Patienten mit hoher Empfindlichkeit auf pflanzliche Stoffe sollten in Abwandlung der zu den einzelnen Indikationen genannten Therapieschritte wöchentlich nicht mehr als 2 mal jeweils 1 ml Aloe-Extrakt injizieren.

Bei auftretenden Allergien wird der Arzt zu Rate gezogen.

Im Forschungsprogramm ist speziell für Allergiker Aloe-Extrakt in einer Potenz im Entwicklungsprozeß, mit der eine Hypo-Sensibilisierung erreicht werden kann.

Eine derartige biostimulierte Aloe-Potenz würde die Situation aller Allergiker wesentlich verbessern, da durch das Aloe-Heilsystem die gesamte Immunabwehr gestärkt werden würde.

BIBLIOGRAPHIE

Prof. Dr. med. Max Brandt, Berlin (West):
Berichte des Osteuropa-Instituts an der Freien Universität Berlin
»Wege und Umwege der Sowjetmedizin« Heft 29 und Folge 18 Heft 1 vom 1. 8. 1960

Prof. Dr. Alfred Brauchle, **»Das große Buch der Naturheilkunde«** Prisma-Verlag Gütersloh 1977

Theodor Burang **»Tibetische Heilkunde«** Origo-Verlag, Zürich 1974

J. F. Dastur **»Ayurvedische Medizin«** Verlag D. B. Taraporevala Sons & Co. Bombay, Indien 1978

Ming Wong **»Handbuch der Chinesischen Pflanzenheilkunde«** Verlag Hermann Bauer, Freiburg, 1978

Dr. N. L Arjajew, **»Einfluß der Gewebetherapie auf das Zentralnervensystem«** (Filatow-Institut für Augenheilkunde und Gewebetherapie) Odessa

Dr. N. A. Putschkowkaja, Prof. S. R. Mutschnik, Dr. S. N. Gontscharenko **»Gewebetherapie kardiovaskulärer Erkrankungen bei Personen in vorgeschrittenem und hohen Lebensalter«**, Odessa,

Prof. Dr. Mutschnik, Dr. Solovieva **»Gewebetherapie nach der Methode Filatow«** Odessa

Alexander Popowski **»Auf der Grenze zwischen Leben und Tod«** Verlag Kultur und Fortschritt Berlin 1951

Bulletin der Regierung des Indischen Bundesstaates Tamil Nadu, Madras **»St. Thomas in Madras«**, 1976

Pschyrembel **»Klinisches Wörterbuch«** de Gruyter Berlin — New York

Welt am Sonntag v. 2. 12. 1984 Nr. 49, Seite 26 und Nr. 24 v. 18. 6. 1985

A. D. Turowa, E. N. Saposchnikowa **»Heilpflanzen der UdSSR«** Medizin-Verlag Moskau 1983

Deutsches Homöopathisches Arzneibuch, Deutscher Apotheker-Verlag Stuttgart, Amtliche Ausgabe

Dr. Christian Ullmann **»Homöopathie und Wissenschaft«**, Naturheilpraxis, 9/81

Dr. A. Krumm-Heller **»Magie der Duftstoffe«** Verlag Richard Schikowski, Berlin

R. A. Hoffmann **»So besiegte ich den Krebs«** Brigitta-Hoffmann-Verlag, 8963 Waltenhofen

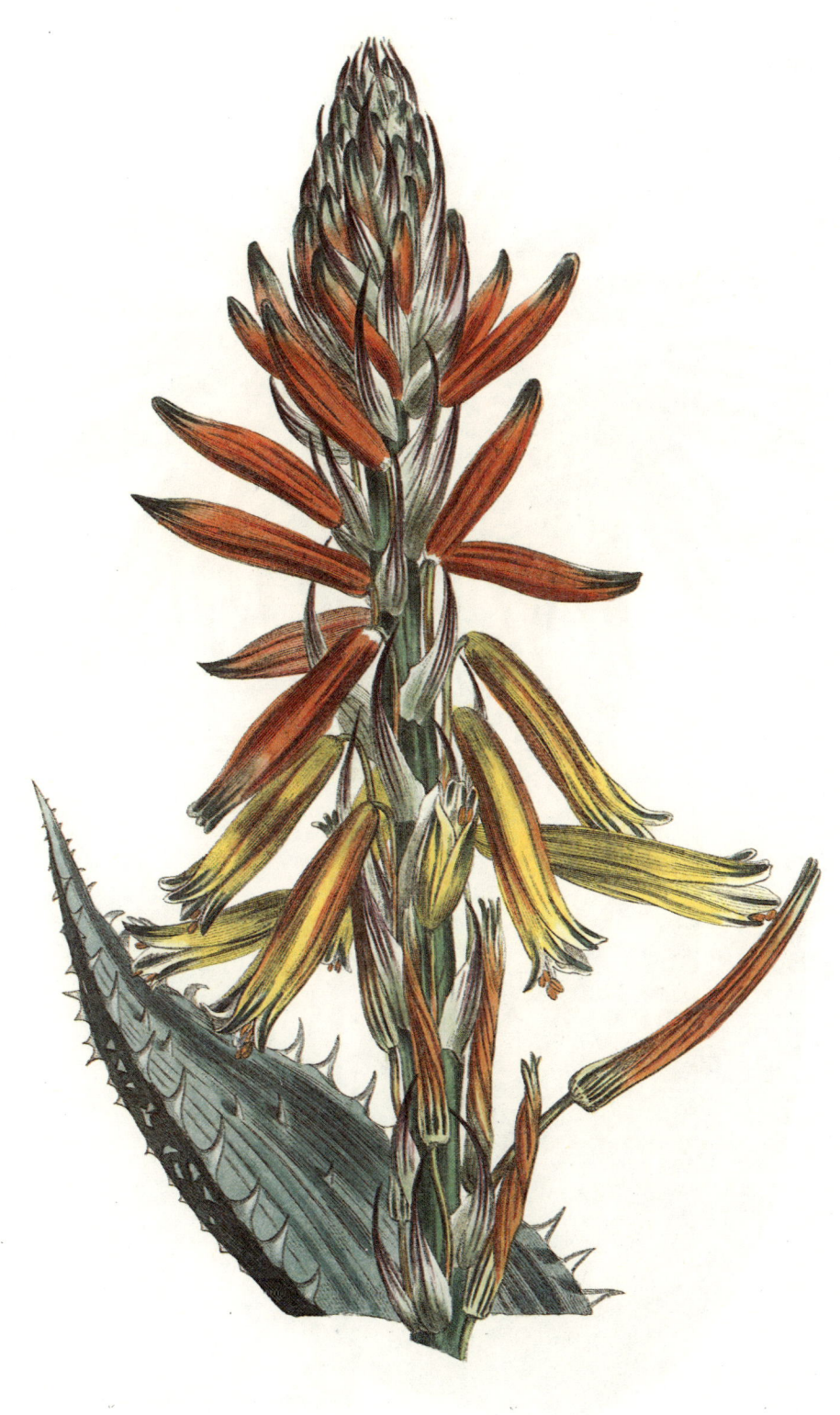

Die Aloe Humilis — Synonym: Aloe africana — gehört zur Klasse der Kap Aloe (Aloe capensis) und ist in Südafrika sowie in Südwestafrika — Namibia — beheimatet. Zuerst aufgefunden wurde sie im Gebiet des Kaps der Guten Hoffnung. Diese Aloe-Art ist ein traditioneller Bewohner unserer Botanischen Gärten. Die Heilkräfte entwickeln sich in den Blättern. Ihre Größe ist bis zu 2 Fuß. Botanisch ist diese Aloe auch unter der Bezeichnung »leicht gedornte Aloe« (soft-spined Aloe) geläufig; die Dornen treten an den Blatträndern auf.

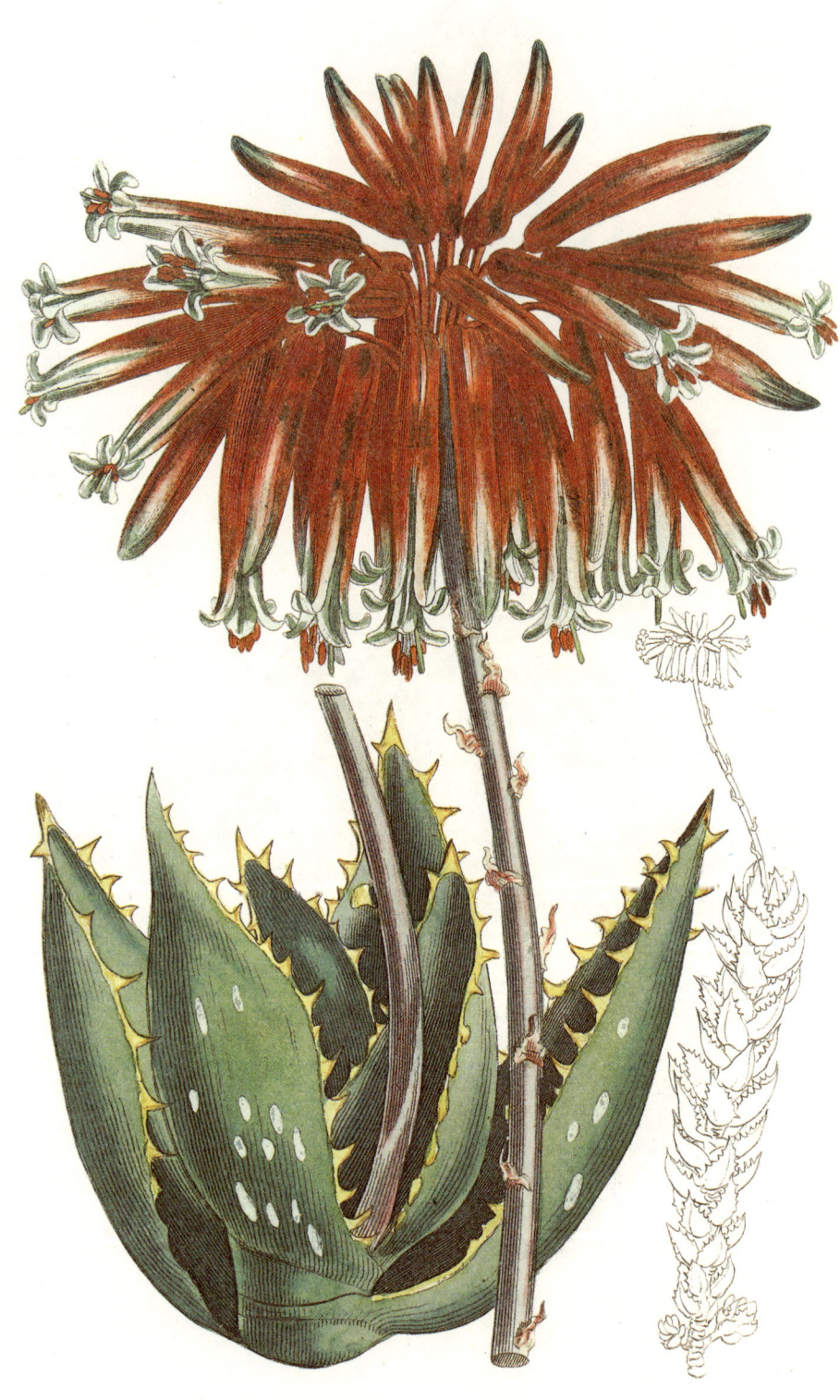

Die Aloe mitraeformis, so ist ihre botanische Bezeichnung, hat ihren Namen von der Form des Blätterkorbes. Stellt man die Pflanze bildlich auf den Kopf, zeigt sich die Form einer mitteralterlichen M i t r a, also der Mütze eines Bischofs oder des Papstes. In der Klasse der sogenannten Mitre-Aloe-Pflanzen ist die hier abgebildete die kleinste, aber von größter Wirkkraft der heilkräftigen Substanzen. Die Bischofsmützen-Aloe hat ihren Ursprung ebenfalls im Gebiet des Kaps der Guten Hoffnung, ist aber auch in anderen Regionen, sogar in Israel und Jordanien anzutreffen.

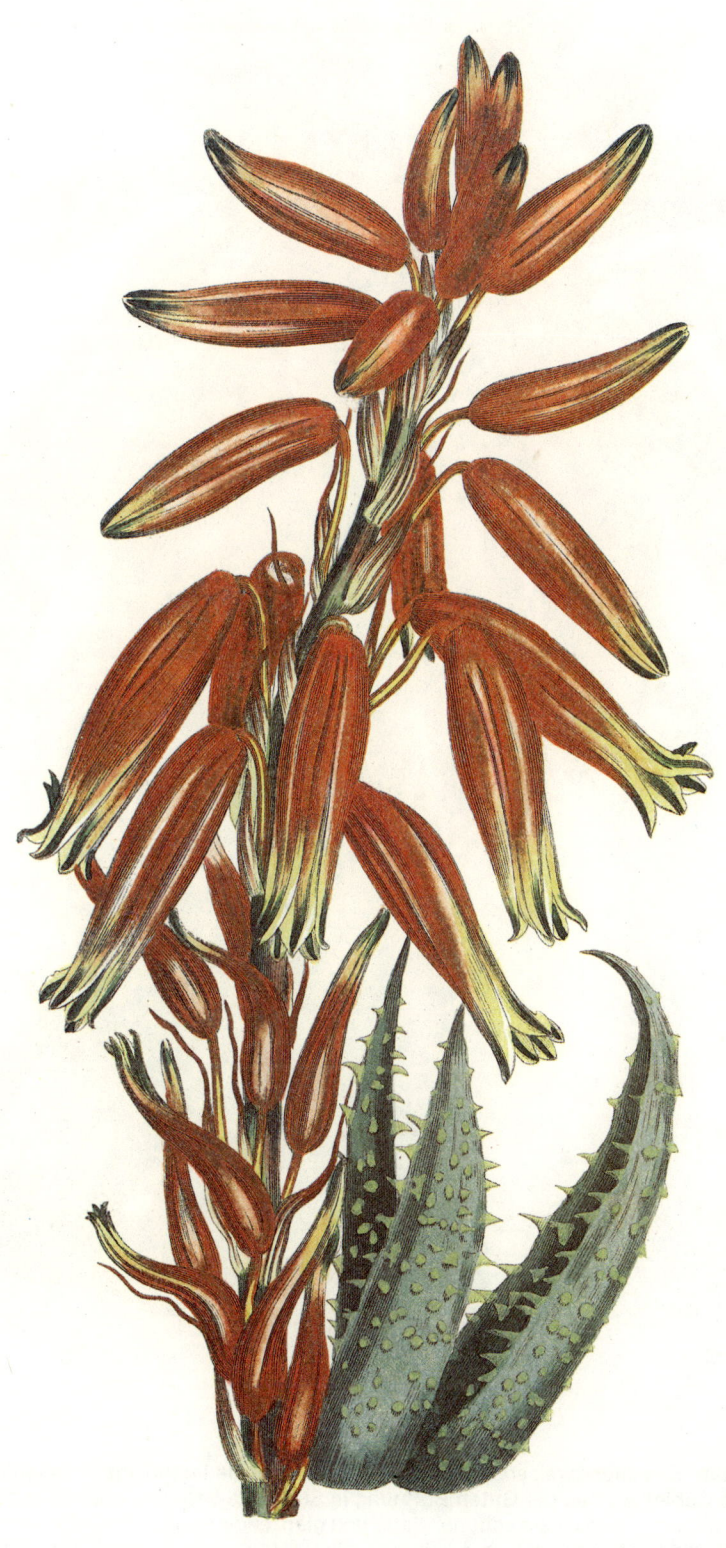

Die »Aloe humilis incarva« ist eine schmalblättrige Pflanze, die ihren Ursprung in Süd-Afrika hat. Sie ist mit einer besonderen Blü-tenpracht und vielen farblichen Verschiedenheiten ausgestattet, so daß man von einer Zierde der Landschaft oder des Treibhauses sprechen kann, wenn man sie dort schon weithin erblickt. Die kurzen, fleischigen, mit Stacheln versehenen Blätter sind von star-kem Saftgehalt, der in der Volksmedizin zur Wundheilung benutzt wird und nunmehr auch Eingang in die wissenschaftliche Medizin nimmt.

Die hier abgebildete Pflanze ist aus Samen in Kensington (England) gezogen worden.

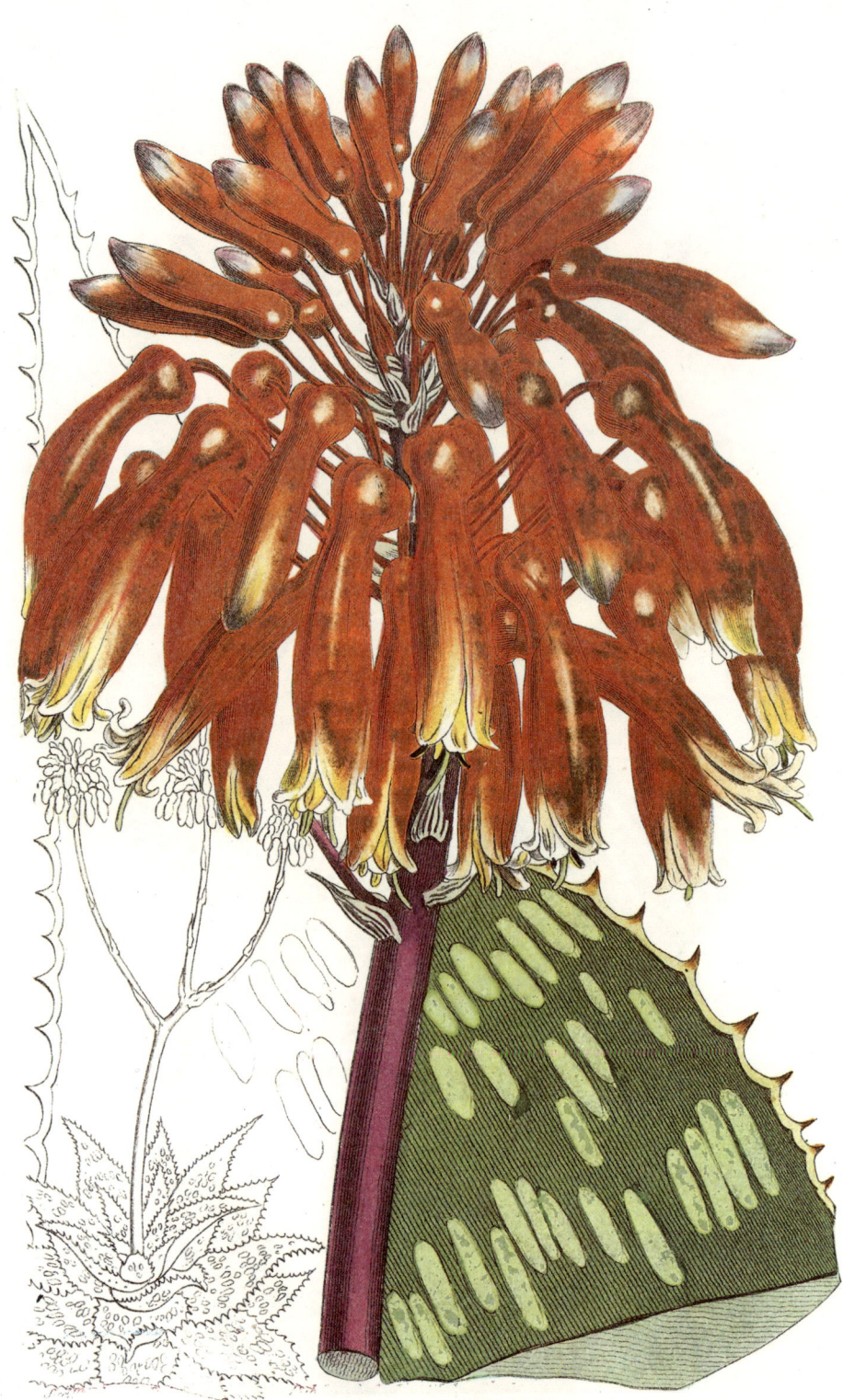

Aloe Saponaria

Als der bekannte Botaniker und Forschungsreisende Miller, nach dem u. a. die im hiesigen Floristik-Handel gebräuchliche »Aloe ferox Miller« benannt ist, das Gebiet am Kap der Guten Hoffnung in Südafrika bereiste, machte er eine interessante Entdeckung: Er traf auf Eingeborene, die durch eine besonders schöne, glatte und glänzende Haut und reinen Teint auffielen. Selbst Angehörige der älteren Generation des Stammes zeichneten sich durch jugendliche Haut und glänzende Erscheinung aus. Miller beobachtete ihre Lebensgewohnheiten und er stellte fest, daß die Afrikaner aus den dunkelgrünen Blättern einer bestimmten großen Aloe-Art einen weißen Saft auspressen, der wie eine flüssige Seife aussieht und den sie zum Waschen verwenden. Die in diesem Saft enthaltenen Heilstoffe wirken nicht nur porenreinigend und zusammenziehend sondern bieten auch Schutz vor den ultravioletten Strahlen und verhindern so auf natürliche Weise die Faltenbildung. So hat die Natur eine gebrauchsfertige, flüssige Medizinal-Seife bereitet, von der bisher nur wenige Eingeweihte wußten.

Diese Aloe-Art trägt seit ihrer Entdeckung durch Europäer den Namen Aloe Saponaria, also Seifen-Aloe. Sie wächst nicht nur in Afrika sondern auch in klimatisch günstigen Staaten der USA und in Mexico. Ihre Synonyme sind »Carolina-Aloe« und »American Aloe«. Wie bei den meisten Aloe-Arten entfaltet sich die Blütenpracht in den Monaten August — September. Die hochaufwachsende Blütenkrone ist von einem strahlenden Rot, das wie ein Signal von weitem wundervoll leuchtet.

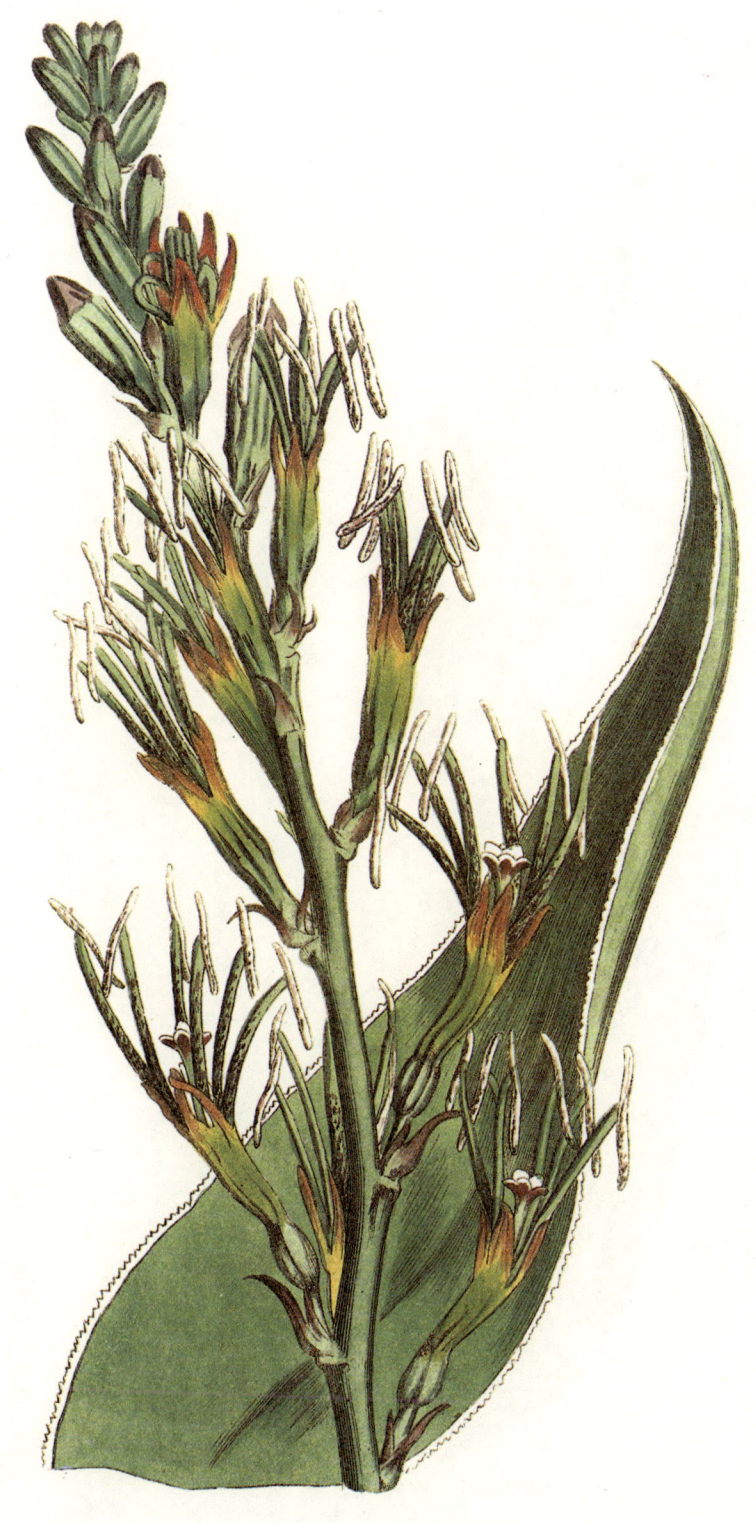

Die AGAVA VIRGINICA, eine der schönsten und heilkräftigsten aus der Klasse der Agava americana, hat ihre Heimat in den Bundesstaaten Virginia, Süd- und Nord-Carolina der USA. Hier ist sie zuerst von dem Botaniker John Cree im Jahre 1765 entdeckt worden.

Die Agave kommt in verschiedenen Variationen in Blüte und Blätter vor. Blütezeit ist August — September. Diese Art wird auch als Ähren-blumige (spike-flowered) Agave bezeichnet. Jede Pflanze ist sehr blütenreich. Der Stamm dieser Art wird 4 — 5 Fuß hoch.

Heilmittel werden sowohl aus den Blüten (magenstärkend, verdauungsfördernd) wie aus den Blättern gewonnen, in denen sich biogene Stimulatoren unter bestimmten Bedingungen bilden.

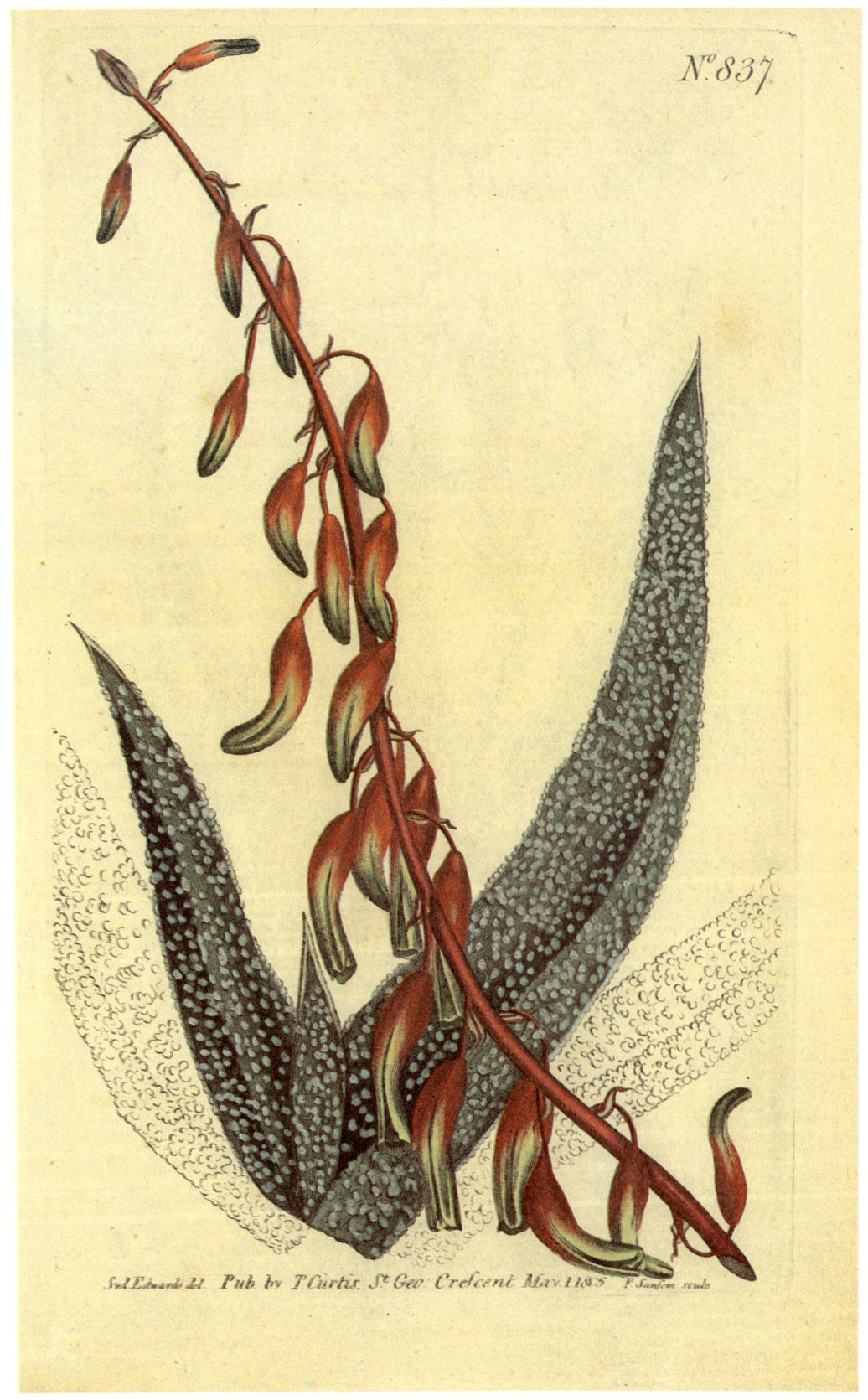

Sud Edwards del.   Pub by T Curtis, St Geo: Crescent Mav. 1.1.05   F Sanson sculp

Aloe Verrucosa

Diese Aloeart fällt durch ihre gewarzten, kräftigen Blätter auf, die über einen hohen Saftgehalt verfügen. Daher ist diese Aloe eine besondere Spezialität aus dem Kap-Gebiet. Heimisch in europäischen Gewächshäusern ist diese heilkräftige Pflanze, seit sie durch den englischen Botaniker Miller 1731 kultiviert wurde.

ANMERKUNG:

ANMERKUNG: